孤独になると結果が出せる

Mogi Kenichiro
茂木健一郎

廣済堂出版

はじめに

「これなら結果を出せる！」と思えるプランがあるのに、実行過程のネゴシエーションを考えると一気に気持ちが萎えてしまう。クライアントや上司を説得しなきゃいけないのは仕方ないけど、考えの古い先輩や頭の固い同僚にわけのわからない横槍を入れられそうで、うんざり……。

自分だけではなくみんながムダと思っているのに、「決まりだから」という謎の理由でやめられない作業があり、それに時間をとられて肝心の仕事が進まない……。

そんなことはありませんか。

そんな事態を一気に解決する方法があります。あなたが「孤独な人」になればいいのです。

「孤独な人」というと、「一人よがり」とか、「人づき合いが悪い」「ひねくれ者」を思い浮かべる人が多いようです。また孤独には、「さびしい」とか「つらい」というイメージもつきまとっています。

いずれにしろ、ネガティブなものばかりです。それが、世間一般の孤独に対する見方であるのは否定しません。

そういうイメージがあることは十分承知のうえで、本書では、孤独のポジティブな面をご紹介します。それはきっと、あなたの固定観念を打ち破るものになるでしょう。

孤独な人は、一人ぼっちでも仲間はずれにされているのでもなく、**自分に向き合って内にあるものを追求**していきます。

孤独な人は、マインドフルネスで、**自分の中にある小さな幸せに気づいている**ので、いつも満たされています。

孤独な人は、周りのことを気にせずに、**好奇心の赴くままに行動**できます。

孤独な人は、**自分の頭で物事を考え、行動を報酬化**することによってイノベーションを興します。

そういう面があるからこそ、孤独な人は、いつの時代にも、社会を大きく変えていきます。

孤独とは、ネガティブなものではありません。むしろポジティブで、積極的に選ぶべきものです。

孤独を選んで、結果を出せる人になる……。それが、本書で私が主張しようとしていることです。

孤独とは、生き方です。孤独を貫き通すには、スキルもいります。孤独な人でいるためには、それなりの苦労が「ない」わけではありません。

それでもこれだけは言えます。孤独でなければ味わえない喜びや幸せがあります。それは、決してほかでは得られないもの。

孤独でなければ手に入れることができない境地を目指してほしいと考え、本書ではそのメカニズムを脳科学的に説明しました。

この本を手にしたあなたは、孤独感にさいなまれている人でしょうか。それとも単に「結果を出したい」と思っている人でしょうか。あるいはただ何となく本書をたまたま手に取っただけなのでしょうか。いずれであっても、かまいません。

本書を読んで、書かれていることを一つでも多く実践していくことで、**脳の回路を強化**することができます。

と言っても、そんなに難しいことではありません。たとえば、何か悩みごとがあったときに、「どうしたらいいかな?」とくよくよ迷いがちだった人は、直感で「これ!」と決断して実行してみる。できれば2秒で。そんな即断即決を続けていけば、脳の回路が変わって結果を出せるようになります。

そうして結果を出し続けていけば、それまでの仕事や生活に満足できなくなって、もっと高みを目指したくなるかもしれません。その際にあなたを支えてくれる最強の味方が、孤独という境地です。

本書では、これまでの孤独に対するイメージを１８０度変えるようなことをたくさん述べています。それらはあなたにとってかなり意外で、最初はなかなか受け入れがたいことかもしれません。

しかし、最後まで読み進めていただければ、**それまでとは違う脳の回路が形成**され、孤独の価値に目覚めるはずです。そうなっていただけたならば、著者としてこのうえない喜びです。

孤独という生き方を選んで、結果を出せる人になる。できうれば、社会を変えていく人になる……。

読者であるあなたがそうなってくれることを切望します。

私の挨拶はここまで。それでは、始めましょう。

孤独の世界へようこそ！

茂木健一郎

孤独になると結果が出せる　目次

第1章　空気を読んでいては結果は出せない

第2章

脳が孤独を求めるわけ

第3章 孤独には効用がある

第4章 なぜ孤独な人は結果を出せるのか

第5章

孤独を楽しめない人は伸びない

第6章 孤独を楽しむ5つのレッスン

第1章

空気を
読んでいては
結果は出せない

ぬるま湯が成長を妨げる

「山路《やまみち》を登りながら、こう考えた。
智《ち》に働けば角《かど》が立つ。情《じょう》に棹《さお》させば流される。意地を通せば窮屈だ。とかくに人の世は住みにくい」

これは、私が敬愛する夏目漱石の小説『草枕』の冒頭です。

大文豪である漱石に「人の世は住みにくい」などと言われると、つい「そうだよなぁ」と同意したくなりますよね。あなたはいかがでしょうか。

漱石がこの小説を書いたのは、明治時代。それから大正、昭和、平成を経て、時代は令和へと移り変わりました。科学技術は大いに発展し、今では暮らしも明治時代とは比べものにならないほど豊かで便利になっています。明治の人たちがもし現代の生活を知ったとしたら、その驚きはおそらく文明開化で受けたショックの何十倍、何百倍にも及ぶことでしょう。ここが同じ日本であることさえ信じられない人も、きっと続出するに違いありません。

漱石の生きた明治時代は、欧米に「追いつき追い越せ」の富国強兵、殖産興業の真っただ中で、日本が大きく変化していたときです。生活水準も上昇していく過程にあり、経済成長が鈍化した現代よりも未来への希望があった時代とも言えるかもしれません。そんな時代でも漱石にとっては「住みにく」かったのです。

時代が移り変わり、明治の何百倍、何千倍も生活が便利になった令和の世は、漱石が感じたような住みにくさとは無縁になっているのでしょうか。残念ながら、そうではないようです。

今の日本は治安がよく、物価も安定しており、人々はやさしく、住むには便利で安全です。私は世界中のさまざまな国を訪れた経験がありますが、「日本ほどよい国はほかにはない」とつくづく実感しています。

ところが、国連による『世界幸福度報告2019』では、日本は156カ国（地域）中58位、G7（主要国首脳会議）の参加国では最下位というわびしい結果が出ています。

私は日本の幸福度が低迷している大きな要因に、**日本を覆っている閉塞状況**があると感じています。

バブル崩壊後の「失われた20年」がもはや「失われた30年」になるほど、日本はすっかり停滞してしまっています。１９８０年代に「ジャパン・アズ・ナンバー1」と称賛されたことは、もはや遠い過去のことです。ＧＤＰではとっくに中国に抜かれて、世界第3位。ＧＡＦＡ《ガーファ》（世界的ＩＴ企業であるGoogle、Apple、Facebook、Amazon.comの4社）に象徴されるような、人々の暮らしを変えていく革新的な企業はなかなか現れず、ブレイクスルーは起こる気配もありません。国全体としてのアウトプットが、質・量ともに明らかに低迷している状態です。

ところが、日本人はこのそこそこ豊かで便利な生活にすっかり満足してしまって、変化や成長を積極的に求めるどころか、むしろ避けているかのようにさえ感じられます。日本全体が「ゆでがえる現象」に陥り、もはや座して死を待つのみのように映る、と言ったら、言い過ぎでしょうか。

今の日本はよい国ではあるのだけれど、このままでは新興国にドンドン抜かれていって、気づいたら世界で見向きもされない国になってしまう……。私には、そんな危機感があります。

「空気読めよ」という無言の圧力

では、この閉塞状況の原因はどこにあるのでしょうか？

その**元凶の一つが同調圧力**であると、私は見ています。

同調圧力とは、「集団において、少数意見を持つ人に対して、周囲の多くの人と同じように考え行動するよう、暗黙のうちに強制すること」（『デジタル大辞泉』より）。

たとえば、会議などで表向きは「自由に討議しましょう」と促されるにもかかわらず、上司の意見に異論を述べにくい空気を感じるなら、そこには同調圧力が働いています。

圧力の方向は、必ずしも組織の意向と一致するとはかぎりません。たとえば、会社の新しい方針に対して、多数派が表立って異を唱えるのではなく、「真に受けると下っ端がしわ寄せを受けるだけ」「従う奴はどうせ出世のための点数稼ぎ」などと陰で揶揄して、新方針に期待する少数派のやる気を削ぐとしたら、そこにも同調圧力があります。

同調圧力とは、立場の上下にかかわらず、いわゆる「空気読めよ」という無言の圧力のことです。

この圧力の働く場では、**自由な言動が阻害**されることが一番の問題ですが、そればかりではなく、暗黙の了解が幅を利かせるため、**議論が表面化しない**のも由々しき点です。論点が明らかになれば、事情を説明しあったり妥協点を探ったりして解決が図れることも、同調圧力のもとではうやむやになり、事態が膠着してしまうのです。

また、その場を支配するルールが明言されないので、空気の読み合いによけいなエネルギーを割かざるをえません。本来は結果を出すために100％注がれるべき貴重なエネルギーが、同調圧力対策に奪われてしまいます。

ちなみに、必ずしも「無言」でなくても、ネット上での匿名攻撃のように、反論手段のない状況での一方的な非難は、同調圧力と呼ばれます。攻撃された人がたとえツイッター上で反論を試みても、相手が匿名をいいことに論点をずらしたり、タイムライン上から姿を消してしまったりしがちで、議論になりません。

自由な発想を抑え込み、問題の解決に取り組むこともなく、しかも内輪での腹の探り合いにムダな労力を費やしていては、熾烈を極める国際競争に日本が勝てるはずはないでしょう。

同調圧力をはね返す孤独の力

国家レベルでの問題ばかりではありません。同調圧力は、個人レベルでの生きづらさにも直接的に影響しています。

先ほどふれた『世界幸福度報告2019』では、各国約3000人を対象とした世論調査をもとに、「一人当たり国内総生産（GDP）」「社会的支援の充実度」「健康寿命」「人生選択の自由度」「寛容さ」「政権・企業の腐敗の少なさ」の6要素から、その国の幸福度を何が左右しているのかを考察しています。そこで日本は、**「人生選択の自由度」と「寛容さ」の低さ**が、幸福度低迷の要因であるという指摘を受けました。

「人生選択の自由度」や「寛容さ」の低さが、同調圧力と深く結びついていることは説明するまでもないことでしょう。

21世紀のグローバル社会になり、令和という新鮮な息吹を感じさせる時代になったにもかかわらず、同調圧力が日本を覆っています。それに苦しんでいる人が何と多いことでしょうか。

同調圧力の悪影響は至るところに存在します。

たとえば、私がよく批判する就活。

大学3年生ともなると、お決まりのリクルートスーツを着て、多くの学生が就職活動を始めます。なぜ、すべての人が同じような格好をしなければならないのでしょうか。Tシャツにジーンズという格好で就活している大学生はめったにいません。本音では「スーツなど着たくない」と思っている学生も多いに違いないのに、「リクルートスーツでなければならない」という同調圧力に屈して、一人残らずと言ってもいいほど見事に同じような格好をしています。


本当は自分の好きな、あるいは似合うファッションで就活をしたほうが、採用する企業側も学生の個性を見抜けるはずです。リクルートスーツというといわば武装した格好では、企業側に好かれそうな受け答えに終始する、よそ行きの顔しかうかがい知ることができません。そのやり方で自社に必要な人材を見抜くことができるとすれば、人事担当者は相当な眼力の持ち主ということになりますが、そんなことはなさそうです。就職して3年でやめる人が後を絶たない現状は、**就活で人材のミスマッチ**が起こっていることの証左でしょう。

あるいはお受験。

都市部では中学受験が一種のブームになっているようですが、当の小学生が本当に「必死になって勉強して難関校に行きたいのか」というと、疑問を感じざるをえません。親御さんのほうだって、「名門中学にさえ入れれば、わが子の将来は安泰だ」と本気で思っているのでしょうか。「名門中学や高校、大学に行けば安泰」という時代ではないことは、教育熱心な親御さんなら想像がつくはずです。それなのに、漏れ聞くところによると、「うちも中学受験をしているのよ」という近所のママ友の同調圧力に屈して、**見栄やエゴからわが子を勉強づけにしている親御さん**もけっこういるようです。

スキャンダルを起こした有名人を一斉に叩く、テレビをはじめとするマスメディアの報道も同調圧力と言えるでしょう。

しかもマスメディアだけではありません。一斉バッシングに少しでも異を唱えると、今度は**ネットで袋叩き**になります。

私自身も「炎上」した経験がたびたびあります。杓子定規に物事を考えている人には、彼らがよりどころとする「ものさし」みたいなものがあるのでしょう。そこから少しでも逸脱する人がいると、「許せない」「訂正しろ」というものすごい圧力をかけてきます。私自身はごくごく真っ当なことを言ったつもりでも、彼らはそのものさしからはずれることを許さず、大量の批判ツイートなどを投下してきます。そうした事態が「炎上」と呼ばれるのです。

こうした同調圧力は日本中の至るところにあります。定時退社を試みる人に向けられる冷ややかな視線、旧来のやり方を変えようとする提案への遠回しな嫌味や無視など、あなたの身の回りでもいくらでも思い当たることでしょう。相違点について、具体的にどんな不都合があるのかを解像度を上げて検討すれば、妥協点が見つかるかもしれないにもかかわらず、無言の圧力で自由な言動を最初から封じ込めてしまっているのです。

この同調圧力が密かに、一人ひとりのアウトプットを生む力をじわじわと削ぎ、ひいては国全体のアウトプットを低下させています。

グローバル化、多様化した21世紀に同調圧力が猛威を振るっている……。その光景を見たら、漱石は何と言うでしょうか。やはり「とかくに人の世は住みにくい」とつぶやくのかもしれません。

この同調圧力が強固であるかぎり、日本の閉塞状況は続くことでしょう。

それでは令和になっても、日本は相変わらず「住みにくい」ままなのでしょうか。

いや、私は解決策はあると考えています。**同調圧力から巧妙に距離をとればよい**のです。

その方法が、本書のテーマである「孤独」です。

同調圧力をはね返し、閉塞状況を打ち破る……。孤独には、それほど強力なパワーがあります。

結果を出せる能力と同調圧力の関係

日本では、同調圧力に従い、波風を極力立てず周りに合わせたほうが、結果を出せると考えられがちです。

決してそうではないことをお伝えするために、まず、仕事の結果と同調圧力の関係を詳しく見てみましょう。ここでは話をわかりやすくするために、あえて類型化してみます。

「結果」を縦軸、「同調圧力」を横軸にしたマトリクスをつくります。縦軸は上が「結果を出せる」で、下が「結果を出せない」。横軸は右が「同調圧力に屈しない」で、左が「同調圧力に屈する」とします。

すると、4つの領域が現れます。右上から反時計回りに、「結果を出せる／同調圧力に屈しない」「結果を出せる／同調圧力に屈する」「結果を出せない／同調圧力に屈する」「結果を出せない／同調圧力に屈しない」で構成されます。

この4つのそれぞれに、あえて名前をつけてみました。

「結果を出せる／同調圧力に屈しない」＝孤独な人

「結果を出せる／同調圧力に屈する」＝面従腹背する人

「結果を出せない／同調圧力に屈する」＝孤独になれない人

「結果を出せない／同調圧力に屈しない」＝孤立する人

あなた自身、そしてあなたの身近な人たちは、このどこに当てはまるでしょうか。

同調圧力に屈せず、きっちり結果を出すのが「孤独な人」であると私は考えています。

その理由をわかっていただくために、まず、そのほかの3タイプはどこに問題があるのかを考察してみましょう。

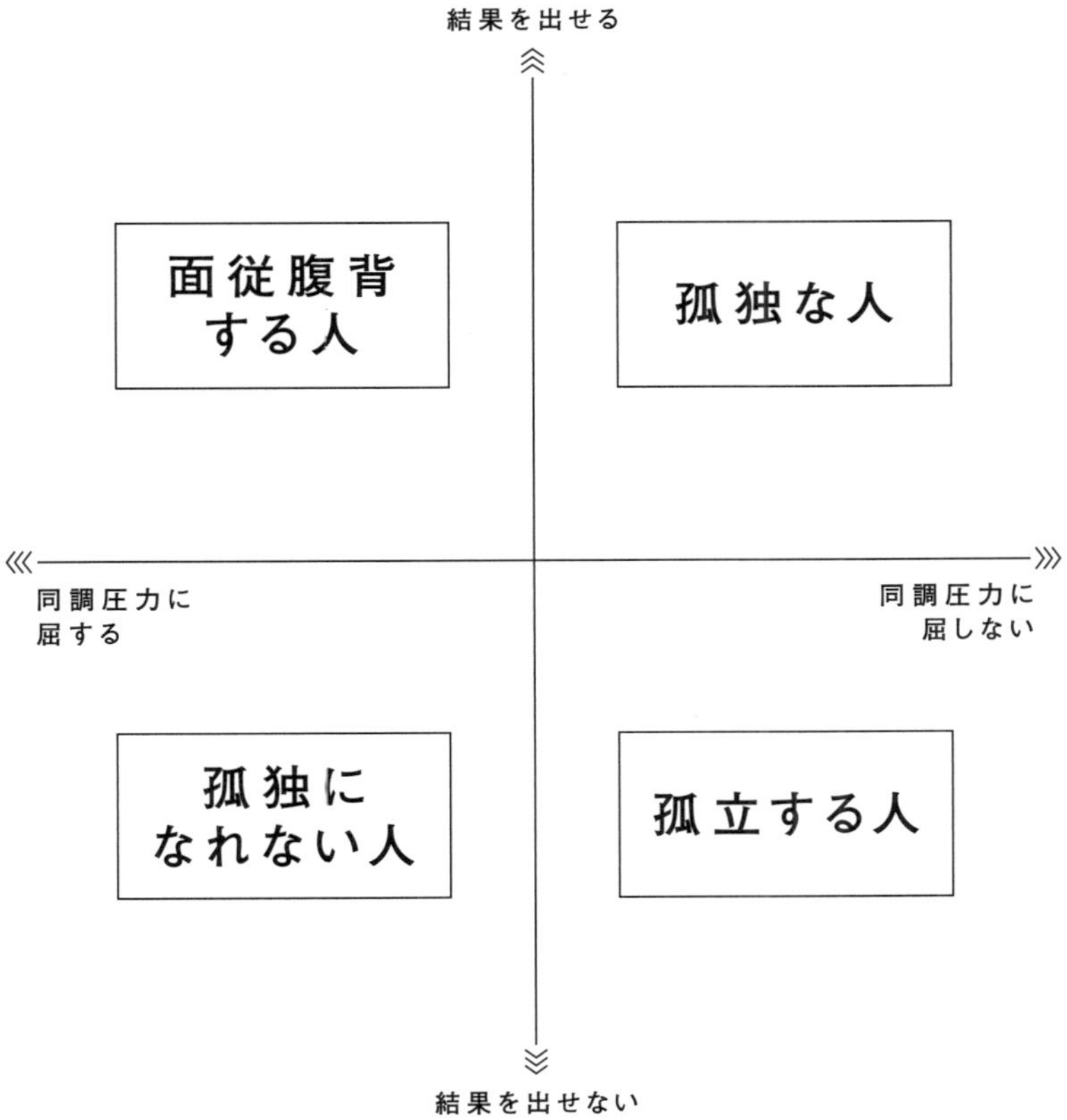
結果を出せる
面従腹背する人
孤独な人
同調圧力に屈する
同調圧力に屈しない
孤独になれない人
孤立する人
結果を出せない

面従腹背する人は人間関係に頼りすぎ

まず、マトリクス左上の面従腹背する人（結果を出せる／同調圧力に屈する）を取り上げます。彼らは、**同調圧力を利用する人**です。同調圧力に屈することを苦にはせず、進んで長いものに巻かれます。自ら同調圧力を周りの人たちにかけることもあります。

同調圧力に抵抗しないのは、それを理由に左遷されたり陰で足を引っぱられたりして、自分のキャリアに傷がつくことをひじょうに恐れているからです。ムダな抵抗はせず、どうすれば自分自身が有利なポジションに収まることができるかを、常に計算して行動します。自分が有利になるためには、誰かの邪魔をするような画策も厭《いと》いません。

その場を支配する力関係に敏感で、立場の強い人からの同調圧力には率先して従います。しかし、忖度《そんたく》するのは、相手を全面的に尊敬したり信頼したりしているからではありません。そうすることが、自分のキャリアに有利だから。相手の考えややり方には同意しているとはかぎらず、内心では軽蔑している場合も少なくありません。まさに、面従腹背です。

一方、相手の立場が自分と同等か下の場合は、同調圧力に従うとはかぎらないのですが、態度をあいまいにするなどして、巧妙にかわします。また、逆に自分から同調圧力をかけて、その場の主導権を握ろうとすることもあります。

周囲には、この計算高さを内心苦々しく思う人も少なくないはずです。しかし、立ち回りがうまいので、好調なときはその不満がなかなか表面化しません。

彼らは、こうして得た有利なポジションを最大限に活かして、結果を出します。陰では冷ややかに見られることがあっても大きな波風を立てることなく、エライ人にうまく取り入って一定の結果を出していく世渡り上手。世間一般で言ういわゆる「頭のいい人」とはこのタイプかもしれません。

彼らにいったいどんな問題があるのかと、疑問に感じる方が多いのではないでしょうか。むしろデキるビジネスマンの典型のようにも見えます。

ところが、彼らも万能ではないのです。

彼らは、常に場の空気を読み、かつ有利な方向に操るために、自らのリソースのかなりの部分を、権謀術数に充てています。その分、仕事のクリエイティブなスキルを磨くことに向けるエネルギーが削がれがちです。この場合のクリエイティブとは、デザイナーやコピーライターといったカタカナ職業にかぎらず、商品開発や販路開拓、生産ラインの効率化、社内システムの構築など、業務上の創意工夫全般を指します。こうしたクリエイティブなスキルと権謀術数とのエネルギー配分が、ほどよいバランスを保てている間は、うまくいきます。

ところが、権謀術数のほうにエネルギーを傾けすぎると、**クリエイティブなスキルアップが手抜き**になり、自力ではよりよい提案を生み出すことができなくなります。

また、彼らは日ごろから業務上の課題に純粋に向き合うのではなく、上の人に気に入られる提案をしようとしがちです。組織や顧客の意向に配慮すること自体はビジネス上必要なことですし、それができるのは彼らの強味ではあるのですが、本質を突くのを避けてばかりいては、クリエイティブなスキルは磨かれません。とくに、業務環境の変化が激しく、前例のない状況に対処しなければならない事態がますます増える今後、クリエイティブなスキルが問われる場面はかつての比ではなくなります。

自分の提案をスムーズに通すための道ならしは完璧でも、そのアイデアが凡庸なら、結果は出せないのです。

もっとも自分の知恵だけでは足りないとき、優秀なアイデアマンに助けてもらうというのも、賢く有効な切り抜け方の一つです。しかし、このタイプはその計算高さから、あまり人望があるとは言えません。その時点で有利なポジションを維持していれば、立場を利用して協力者を得ることができますが、**落ち目になると孤立無援**になりがちです。

本人も自分の存在価値がポジション頼りであることを十分に認識しています。だからこそ、日ごろから自分の気持ちや考えを押し殺し、人の顔色をうかがって保身に努めています。これは、たいへんなストレスです。そのためもし、ひとたびスランプに陥ったり、面従腹背する相手に「あいつはダメだ」という烙印を押されたりしたら、**簡単に心が折れてしまう**ことでしょう。

しかもかつての、終身雇用制が根強く、職場や仕事相手も比較的同質な集団だったころとは異なり、近年は仕事にかかわる人の入れ替わりも激しく、その人たちの価値観や資質やキャラクターは一様ではありません。その中で空気を読み切ろうとしても難しく、ストレスはますます激しくなるばかりです。

このように面従腹背する人は、権謀術数に長ける反面、クリエイティブなスキルが不足しがちで、ストレスフルであるというのが弱点です。

繰り返しになりますが、このタイプの人は権謀術数とクリエイティビティのバランスがとれれば優れた結果を出せます。巧みな権謀術数と圧倒的なクリエイティビティを両立できるスーパーマンも皆無というわけではありません。もっとも、それは本人のポテンシャルと置かれた環境の両方に恵まれたごくひと握りの例外でしょう。

人間関係の流動性や複雑さが増すこれからの時代、人間関係を操ることにリソースの多くを割くのは、あまりにリスキーなのではないでしょうか。計算高さがアダとなって、計算違いの人生を送る危険性を抱えています。

≫ 孤独になれない人はその他大勢に埋没する

マトリクス左下の孤独を恐れる人（結果を出せない／同調圧力に屈する）は、人数的には一番多いタイプと言えます。**付和雷同し、「寄らば大樹の陰」を決めこむタイプ**です。

彼らは、他人の顔色をうかがう点では、面従腹背する人と同じですが、うまく立ち回って有利なポジションにつこうという意欲やそのための戦略性に欠ける人たちです。自分一人では何もできず、またする気もなく、いつでも誰かの後ろにくっついていきます。

同調圧力がかかれば、抵抗するという考えや決断はいっさいなく、黙ってそれに屈します。そうすることが自分の生き残る方法だと信じこんでいて、それ以外の考えや行動を思い浮かべることすらしません。最初から思考停止しています。

このタイプが恐れるのが、周りから浮いてしまうこと。そのため、一も二もなく同調圧力に屈します。

多数派の中のその他大勢でいることを好みます。なぜなら浮くことがないから。

そして、一人でも仲間が増えたほうが浮いてしまうリスクが減り、安心できるので、異なる考えややり方の人には、せっせと同調圧力をかけます。

物事の判断基準は、筋が通っているかどうかではなく、周りの空気です。周りが「ひどい！」と叫べば、事実関係を客観的に検証しようとすることなく、一斉にバッシングに走ります。

周りから浮かないことが本人にとっての最優先事項。このタイプの人にとって、それは結果を出すことよりも優先順位が高いのです。

人の後ろからついていくことしかしないので、優れた結果は出せません。その反面、命令には従順に従いますし、周りから浮かないように与えられたルーティーンワークはそれなりに真面目にこなします。

ある面、かつての日本を支えてきた大集団とも言えるかもしれません。これまで日本の発展に寄与し、本人も現状に大きな不満を感じていないのならば、何か問題があるのでしょうか。

それは、変化が激しいこれからの時代、言われたことを言われたまま、何の工夫も加えずに十年一日のごとくこなしているだけでは、務まらなくなるからです。このままでは、人手が足りないときだけ**いいようにこき使われた挙句、使い捨て**にされかねません。ＡＩに仕事を奪われるリスクがもっとも高いのもこのタイプです。

≫ 孤立する人は自信がない

マトリクス右下は、孤立する人（結果を出せない／同調圧力に屈しない）です。

孤立する人は、頑張っているにもかかわらず結果を出せないでいます。それでも同調圧力に屈しようとはしません。

このタイプは、もともと孤独な人に近く、自由闊達。自分自身の考えややり方を持っています。それ自体は悪いことではありません。

しかし、結果を出せずにいるということは、どこかに見直すべき点があるはずです。ところが、このタイプの人は、**自分のやり方を絶対視**して、方向転換ができません。

「この考えのほうが絶対にいい」

「このやり方なら、必ずうまくいく」

そう思い込んでいるので、ほかの人が「こういう考えもあるのでは？」「こういうやり方はどう？」とアドバイスをくれても、聞く耳を持たないのです。

同調圧力に屈することと、アドバイスに耳を傾けることはまったく別物です。「一人だけ違ったことをされると周りが迷惑なんだけど」「目立つとエライ人ににらまれるよ」などといった的はずれなイチャモンを相手にする必要はありません。しかし、結果を出せていないことは事実なのですから、自分のやり方にどこかしら問題があることは素直に認めるべきです。

どんな意見をスルーし、どんな意見に耳を傾けるべきか、見極めるのはとても難しいのですが、考えうるかぎりの周辺情報を虚心坦懐に収集してみると、判別する基準が見えてくるはずです。

またこのタイプの人は、自分の考えややり方が「受け入れられて当然」と思っており、「何でわかってくれないんだ?」と、理解できない人たちを責めがちです。自分では相手を受け入れようとしないのに、**自分のことだけは一方的に理解されることを求める**傾向にあります。

このため、傍目《はため》には自信過剰に見え、本人も「自信がある」と思い込んでいますが、これは本物の自信ではありません。本当に自信があれば、むしろ余裕を持って批判を受け止め、改善策を練っていくことができるはずです。優れた結果を生み出す人は、厳しい意見を貪欲に求め、自分自身が自らの最大の批判者となって、思考を鍛え上げていくものです。

批判に耳を傾けられない人は、**自信のなさを内心では薄々感じている**からこそ、自らの欠点を見つめるのが恐いのかもしれません。

もし、頑なに自己流を押し通し続けると、最初は親切に心からのアドバイスをしてくれた人たちからも、辟易されたり愛想をつかされたりしてしまいます。そして、やがて「面倒くさい人」認定されて、距離を置かれるようになり、孤立してしまいます。

すると、状況改善のヒントをもはやどこからも得られなくなり、ますます行き詰まってしまうのです。

孤独な人は風通しのよい関係を保つ

最後が、マトリクス右上に当たる孤独な人（結果を出せる／同調圧力に屈しない）です。

結果を出すには、課題とまっすぐに向き合い、あらゆる方向から可能性を検討して、自由な発想の翼をのびのびと羽ばたかせることが必要です。そのため、**同調圧力は邪魔**にしかなりません。

とは言え、孤独な人の**同調圧力に対する態度は柔軟**です。賛同しないときも、真っ向から抵抗するわけではなく、さりげなく無視するなどしてさらりとかわします。

その点、面従腹背する人が「同調すると自分の損になる」と判断した場合の逃げ方に似ているのですが、何に同調し何をかわすかの判断基準がまったく違います。面従腹背する人がどちらの側につくのが有利かというポジションで選ぶのに対し、孤独な人はその意見に賛同できるかどうかの是々非々で態度を決めます。

また、自分から誰かに同調圧力をかけることもしません。自分の私利私欲のために他人を操作しようとしないのも、面従腹背する人との大きな違いです。

もちろん不当な圧力をかけられれば毅然とした態度をとりますが、そうした事態にはあまり陥りません。反感を買うような攻撃性や頑なさをふだんから漂わせないと同時に、周りに「どうしてみんなに合わせないの」などと慣れ慣れしく踏み込ませるスキも見せず、周囲とほどほどの距離を保つからです。

こうして人間関係のストレスを極力減らし、持てる**リソースのすべてをクリエイティブな面に注いで、結果を最大化**するのです。

しかし、他人と距離をとるとは言っても、一人で引きこもるのとは異なります。

自分自身の考えややり方に自信を持っていますが、孤立する人とは異なり、「自分が絶対」と思い込んではいません。孤独な人と孤立する人との違いは、**メタ認知に長けているかどうか**という点です。メタ認知とは、あたかも自分自身を「外」から見るように客観的に見つめること。孤独な人は、これに長けているので、自分の限界も自覚しています。

そのため、ほかの人からの**提案やアドバイスを受け入れる柔軟性**があります。自分の考えややり方のほうが「うまくいく」と判断すれば、それを断行しますが、ほかの人からの提案を「一理ある」とか「参考になる」と評価すれば、積極的に取り入れます。こうして自分の考えややり方にほかの人のアイデアを加え、さらによいものに昇華させていきます。

しかも、ほかの人のアイデアを無節操にパクったりはしません。提案してくれた人に対して感謝するだけでなく、うまくいったときは「あの人のおかげです」と花を持たせます。自分一人ではなく、多くの人を巻き込みながら、物事を進めようとします。こういう配慮があるために、周りの人も「あの人のために」と協力を惜しまなくなります。

また、誰か困っている人がいたら、ときには自分のことを差し置いて手助けすることも厭いません。そうかといって、誰かと一蓮托生の関係になったり、「これだけやってあげたんだから」などと恩着せがましい態度に出たりすることはなく、あくまでも**つかず離れずの距離**を保つのです。

風通しのよい関係では、周りの人たちに意見を聞いてもらいやすく、相談を持ちかけても協力を得やすいものです。孤独な人は、こうして結果を着実に積み上げていきます。

ここまで、仕事の結果と同調圧力の関係を4つのタイプに分けて、分析してきました。

あなたは、そしてあなたの身近な人は、どのタイプだったでしょうか？

もっとも実際の人間はもっと複雑で多面性がありますから、この4タイプのどれかにピッタリ当てはまるようなことはめったになく、たいていの人は複数のタイプの特徴を少しずつあわせ持っていることでしょう。

しかし、類型化することで、仕事の結果と同調圧力の関係、そして、「孤独」というスタンスがいかに有効であるかが、くっきりと見えてきたのではないでしょうか。

じつは孤独は、同調圧力との関係を抜きにしても、仕事の結果の最大化に大きな力を持っています。

次の章からは、孤独の持つそうした力について、詳しく説明していきましょう。

第2章

脳が孤独を求めるわけ

偉大な創作者は孤独だった

孤独について述べるうえで、どうしてもふれておかなければならない二人の人物がいます。それは、**グスタフ・マーラー**と**ルートヴィヒ・ヴィトゲンシュタイン**。

かたや20世紀最大の作曲家、かたや20世紀最大の哲学者。

マーラーは、ウィーンで活躍し、独創的な数々の名曲を生み出した、私がもっとも好きな作曲家の一人です。とくに有名なのは、交響曲第5番の第4楽章『アダージェット』でしょうか。この曲はルキノ・ヴィスコンティ監督の映画『ベニスに死す』でも使われているので、耳にしたことのある人も多いことでしょう。

そのマーラーには、「コンポジションハット」と呼ばれる、作曲をするときだけに使っていた別荘がありました。その建物は今でも保存されていて、写真を見ると、湖のほとりにポツンと1軒だけたたずんでいます。

ピアノのほかに最低限の家具があるだけの質素なスペースで、彼は作曲に励みました。

交響曲第9番や交響曲第10番といった名曲もここで誕生しています。

もう一人のヴィトゲンシュタインも、ノルウェーの山小屋で本を執筆していました。その本とは、生前に彼が唯一執筆した『論理哲学論考』です。ほかの本は、彼がケンブリッジ大学で講義した内容を学生たちが書き起こしたもので、本人による書き下ろしは生涯にこの1冊のみ。「語りえないものについては、沈黙しなければならない」という有名な一節でしめくくられるこの『論理哲学論考』は、20世紀最高の哲学書の一つと言われています。

この名著が書かれたのは、小さな山小屋だったのです。ちなみに、この小屋は現存していません。

20世紀最大の音楽家と20世紀最大の哲学者が、どちらも創作活動の拠点としたのは、**都会の喧騒とは離れた小さな家屋**でした。ここから読み取れることは、二人は「孤独を求めていた」ということです。

20世紀の創作活動を代表する**偉人二人がともに孤独を求めていた……**。この事実は、決して偶然の一致と片づけることはできないでしょう。

Point
創作活動には孤独が必要

To Do
自分だったら小屋に籠もって何をしたいか、考えてみる

孤独と孤立は違う

一般的には、「孤独」はネガティブにとらえられがちです。孤独とは避けるべきもの、なってはいけないものと思い込んでいる人が少なくないのではないでしょうか。

それは、日本にかぎったことではありません。イギリスでも、孤独問題担当大臣が設けられたほどですから、孤独を問題視する風潮は世界的なものと言えそうです。

もちろん私も、人とのつながりが無用だなどとはまったく考えていませんし、心かよう会話のできる相手がもし誰もいなかったとしたら、さびしくてたまらないだろうと思います。日常的な話し相手を欲しているお年寄りなどへの社会的支援にも賛成です。

ただし、言葉というものは、意味合いに幅を持っています。

「孤独」という日本語に対応する英単語には、ロンリネス（loneliness）とソリチュード（solitude）があります。**ロンリネスは「一人ぼっちでさびしいこと」**を指します。イギリスの孤独問題担当大臣もMinister for Lonelinessです。もう一つの**ソリチュードは単に「一人でいること」**を指します。こちらは、自分の意思で一人でいることであり、必ずしもさびしい気持ちを含みません。私が結果を最大化するために必要と考えているのは、このソリチュードのほうです。

アイソレーション（isolation）という言葉もあります。こちらは、日本語に訳すと「孤立」になります。

多くの日本人が孤独を否定的なニュアンスでとらえるとき、頭に思い浮かぶのはロンリネス、いや悲観的な人にとっては孤立（アイソレーション）のほうなのではないでしょうか？

孤独（ソリチュード）と孤立（アイソレーション）は、似て非なるものです。この違いについては第1章の「孤独な人」の説明でも少しふれましたが、さらに補足しましょう。

「さびしく」「つらい」のは、孤立のほうです。孤立とは、周りの人たちとのつながりが断ち切られ、完全に一人きりになってしまった状態です。

孤立する経緯はさまざまでしょうが、いずれにしてもいったんつながりが切れてしまうと、本人が助けを求めることも周囲が手を差し伸べることも難しくなってしまいます。そのうちやがて、気にかける人が誰もいなくなってしまう……。これはたしかに不幸な状態です。

孤立は、本人が望んでその状態をつくったわけではないはずです。コミュニケーションのすれ違いや思惑のズレなどが重なった結果でしょう。望んでもいないのに一人きりになってしまうのが、孤立です。

一方の孤独（ソリチュード）は、自ら望んで一人きりになるものです。自発的か受動的かという点で、ベクトルが１８０度異なっています。

一人きりであるのは同じですが、あるとき自発的にその状態を選ぶだけであって、周りとのつながりまで断ち切るわけではありません。周りとはいわば「つかず離れず」の関係を保つことができます。

いつでも一人の状態から出ていくことができるので、自分の望みをかなえるために他人に協力を仰ぐこともあれば、反対に誰かのためにひと肌脱ぐこともありえます。

また、異なる意見を取り入れることもあれば、反対にスルーすることも、あえて反論することもあるでしょう。一人になることにためらいがないので、ムリをして周りに付和雷同することも「寄らば大樹の陰」とばかりにしがみつくことも必要ないからです。

この融通無碍なスタンスが、わがままとか自分本位と非難されることもあるかもしれませんが、孤独を選ぶ人は気にしません。外野の声に耳を傾けるべきかどうかを判断する基準も自分自身の中にあり、「必要がない」と判断すれば、孤独に帰ればよいからです。

私が結果を最大化するうえで欠かせないと考える孤独とは、**孤立のさびしさやつらさとは無縁な、自由な状態**です。孤独は、不運にして追い込まれる不幸な境遇ではなく、自らの意思で選び取ることができる境地です。

Point

孤独は、さびしくもつらくもない

To Do

誰にも邪魔されない時間を一日30分～1時間持とう

人間存在のディフォルトは孤独

一方で、孤独の境地には、孤立のさびしさやつらさとも異なる、ある種の厳しさが伴います。それは、なぜなのでしょうか。

今述べたばかりの「孤独は自ら選び取る境地」という主張と矛盾するようですが、そもそものことを言えば、人間は本来、好むと好まざるとにかかわらず、**誰もが孤独な存在**です。もしあなたが「私は孤独ではない」と思っているとしたら、そう思い込んでいるだけのことです。「一人で生まれてくる」「一人で死んでいく」というのは、厳然たる事実なのですから。

また、**一人ひとりの脳が各人固有のものであり、ほかの人とは断絶**していることからも、人が本質的に孤独であるということは説明できます。

人間の脳は、コンピュータのようにネットワーク化することはできません。コンピュータ同士は接続すれば、情報共有や処理・リスクの分散などができますが、人間の脳をネットワーク化することは少なくとも現時点では不可能です。その意味で、脳はもともと孤独です。

人間にとって、孤独はディフォルトなのです。ところが、ほとんどの人はその真実から目をそらして生きています。

しかし、メタ認知を常に働かせていると、自分と周りのほかの人たちは別個の存在なのだということが、おのずと見えてきます。メタ認知とは、いわゆる「幽体離脱」のようにもう一人の自分が自分自身を外から見るイメージですが、同時に他者との関係も俯瞰的にとらえられるからです。

先に述べた「孤独を自ら選び取る」こととは、もともと孤独なのだという厳粛な事実を受け止めて生きるということです。この事実を認めることと、なれあいやうまくいかないことを他人のせいにする怠惰さとは、相容れません。そこに厳しさがあるのです。

孤独を選ぶこととは、**自分の人生を他人任せにせずに自分で引き受け、自ら切りひらいていこうとする覚悟**と、言い換えてもいいでしょう。

複雑な問題を自分の頭で解きほぐすのがつい面倒くさくなって「言われたままにしておけばいいか」と思ってしまうとき、やりたいことを実現するまでのハードルが高すぎて思わず投げ出したくなるとき、この覚悟があるかどうかが効いてきます。

結果がどうなろうとも、それに直面するのは自分自身。口出ししてきた誰かではありません。口出しした人が仮にどんなにやさしい性分で、必死に慰めてくれたり、親身になって心配してくれたりしても、あなたの見ている風景と同じものを目にすることはその人には決してできません。「あなたのせいでこんな目にあった」と相手をどんなに責めたところで、身代わりになってもらうこともできません。なぜなら、脳はつながっておらず、孤独で、しかも交換不可能だから。

自分が選んだことの結果は、何があろうとも誰かに代わってもらえるわけはなく、自分で引き受けるしかないのです。このことを深く自覚すれば、自分の選択を他人任せにすることなど、恐ろしくてできなくなるはずです。

ただここで一つつけ加えておくと、この考え方はいわゆる自己責任論ではありません。結果を人のせいにすることと、人に助けを求めることとはまったく別物だからです。自分の選択が間違っていたなら、素直にそれを認めたうえで、苦しいときには積極的にＳＯＳを出すべきです。

Point

人間の脳はもともと孤独である

To Do

他人をアテにしていないか振り返ってみよう

「みんな一緒」は幻想

ところで、孤独が人間にとってディフォルトであるという事実は、時代の変化によって以前よりも表面化しつつあります。

21世紀になってグローバル化とＩＴ化がいっそう進み、世界中のものに容易にアクセスできるようになりました。それはまるで、パンドラの箱を開けたかのような事態です。インターネットを通じて、日本国内では想像もしなかったような現実が世界中に満ち溢れていることを知り、その圧倒的な多様性に衝撃を受けた人も多いことでしょう。

20世紀までの日本は、情報が今より少なかったこともあって、ほとんどの日本人が同じものを見たり聞いたりしていました。その環境では、みんなが同じようなことを感じたり考えたりしているという幻想が、一定のリアリティを持っていたのです。

わかりやすく言えば、お茶の間のテレビが家族団らんの中心にあり、秋にはプロ野球の日本シリーズに家族みんなで熱狂し、大みそかには『紅白歌合戦』を家族そろって楽しむといった状況です。そこでは、子どもから大人まで共通で語り合える関心事が存在していました。これらについて、もしまったく知らないという人がいるとすれば、よほどの変人と見られたものです。

ところが、21世紀に入って加速したグローバル化とＩＴ化で、その状況は一変しました。**日本人みんなが同じものを好むという幻想は、いまや完全に崩れ去っています。**

その流れを決定づけたのが、スマートフォンの登場です。親が居間でテレビを見ていても、子どもはYouTubeで話題の動画を見ていることが日常茶飯事。子どもたちがテレビを見ないのは珍しいことでも何でもなくなり、テレビに出ている有名人を知らないのも驚くようなことではありません。

一つ屋根の下で暮らす親子間で、興味・関心がまったく別々。親が知っていることには、子どもが無関心。子どもが熱中していることには、親のほうがついていけない。いつの時代にも世代間の断絶がありましたが、現代はそれがいっそう顕著になっています。

それればかりではありません。親子のような異世代間にかぎらず、**同世代間でも興味や関心の対象はまったくバラバラ**です。

マンガやアニメが好きな子ども同士でも、熱中する作品は一人ひとり違っています。『ワンピース』のような〝王道〟を好きな子どももいれば、ほとんどの人が名前も聞いたことがないようなマイナーな作家にハマっている子どももいます。

あるいはひと口に「アイドル好き」と言っても、その対象は気が遠くなるほどの幅広さです。ジャニーズが好きな人もいれば、BTS（防弾少年団）が好きな人もいます。はたまた一般の人がまず知らないような、地下アイドルを追っかけている人もいます。

これらが悪いことかと言えば、決してそんなことはありません。価値観が多様化しているということであり、百花繚乱とも言うべき状態が21世紀になって当たり前になっているのです。今後、この傾向が強まりこそすれ、弱まることはまずないでしょう。

Point

価値観の多様化が加速している

To Do

周りの人に好きなものを尋ねてみよう

21世紀は一億総オタク化社会

自分の好きなものは、隣の人が知らない。隣の人が知っているものには、自分は興味がない。一人ひとりの趣味が細分化されていくと、同じジャンルのマニア同士であってもフォローする領域が微妙にズレます。すると、自分の傾倒している領域に関して一番詳しい知識を持っているのは、権威と呼ばれる誰かではなくほかでもない自分だ、という事態も珍しくはありません。21世紀はもはや**全員がそれぞれ独自の分野での「オタク」**になってきていると見ることもできます。「一億総オタク化社会」の誕生です。

「オタク」という言葉は今でこそ市民権を得ていますが、20世紀後半、私が学生のころは、ほかの人がまったく興味を持たないようなことを趣味にしているキモい人、といったネガティブなニュアンスを漂わせていました。

日本でメジャーなものでも世界ではマイナー、反対に世界でメジャーなのに日本ではマイナーなことはしばしばあります。ですから、自分の身の周りの狭い範囲で、自分の好きなものがメジャーであるかどうかは、意味のないことです。

さらに言えば、本来的には、自分が「これが好きだ」と思うことに対して他人から口出しされる筋合いはないわけで、他人がそれを知らなかったり興味を示さなかったりしても、気にする必要はまったくありません。そんなどうでもよいことにかかわりあっているだけ時間のムダです。自分が興味や関心を感じるものをストレートに追求すればいいのです。そして、好きであることに理由はいりません。

趣味が一人ひとり異なる。好きなものがほかの人と違う。

そういう**多様性の時代では、すべての人が孤独に直面**せざるをえません。自分の趣味や好きなものを突き詰めれば突き詰めるほど、孤独になります。多様化とそれに伴う孤独化の傾向を止めることはできませんし、今後はますます加速していくことでしょう。

もちろん仕事の場合、社会的な価値を生み出さなければならないので、趣味の追求とは違い、どこかの時点で他人に受け入れられなければ成立しませんが、仮にスタート地点でなかなか賛同を得られなくても仕方ないのではないでしょうか。新たなニーズを発掘しこれまでにないアプローチでそれに応えていこうとするとき、マーケットが多様化し専門性が細分化されている現代では、あなたに見えている世界が、立ち位置の異なるほかの人には見えなくても不思議はありません。

先にも述べましたが、人間はそもそも孤独なのです。その人間存在の本質が、グローバル化とＩＴ化によってむき出しになってきたと言えるかもしれません。

それはよくないこと、またつまらないことでしょうか。

いいえ、違います。

人は多様性を受け入れて、さらに進化していく過程にあると見なすべきだと、私は考えています。孤独を突き詰めていくことで、一人ひとりの可能性がもっともっと開けていくはずです。

孤独だから輝けるし、自分自身を解放して持っている能力を高め、成長していくことができます。仕事の結果は、そこについてくるものです。しかし、集団の中で自分を押し殺しながら、「顔で笑って心で泣いている」ような生き方をいつまでも続けていては、進化から取り残されます。

多様性の時代には、孤独をすべての行動の前提とすべきです。そこでは、孤独を楽しむ能力や孤独に耐えられるスキルが必須となります。

Point

多様性がポテンシャルを開花させる

To Do

その道の一番詳しい人になろう

結果を出す人ほど孤独を求める

仕事柄、私は日本を代表する企業の経営者にお会いすることがしばしばあります。みなさん分刻みのスケジュールをこなしていらして、頭が下がります。

そうした方々は、多忙な日々を送りながらも全員がエネルギッシュで好奇心旺盛です。いや、そういう人でなければ大企業のトップなど務まらないのでしょう。

それにしても、毎日さまざまな人に会い、会社の盛衰を左右するような重大な決断をしなければならないのですから、そのプレッシャーたるや大変なものだと思います。仮に「代わりにやれ！」と言われてもとてもできることではないので、私は日本経済の最前線にいる方々に敬意を抱いています。

ニコニコ動画を運営する株式会社ドワンゴの創業者・川上量生《のぶお》さんもその一人です。
その川上さんは、じつは数学が好きで、軽井沢の別荘に大学院生の家庭教師を招いて合宿し、群論や環論といった高等数学を教えてもらっているそうです。何でもツイッターでその家庭教師を募集したとのこと。

なぜ数学を勉強しているのかと聞いたら、「素粒子理論を理解したい」と答えてくれました。そのときのまるで子どものような川上さんの目の輝きは、今でもありありと瞼の裏によみがえります。

川上さんの学んでいる数学が、ドワンゴの経営に直接的に活かされることはまずないでしょう。本人もそういうつもりで勉強しているのではないはずです。

毎日ハードなスケジュールをこなしているので、勉強時間を捻出するにも、かなりのご苦労があるに違いありません。それでも「勉強しよう」という気力には敬服します。

川上さんを、そこまで数学にのめり込ませるものは何なのでしょうか。

それは、多忙な日々の中で、自分の素に帰るために、別の言い方をすれば**自分を見失わないために、孤独を求めている**のではないかと、私は勝手ながら推測しています。これは、脳科学的にも納得できる行動です。

経営者としての自分と、素の自分。どちらも本当の自分です。この二つは、キッパリ切りわけることはできず、コインの表と裏のような関係にあります。

経営者としての自分だけでは、素の自分をないがしろにすることになり、いずれ疲弊して苦しむことになります。これでは経営者としても最良の結果をコンスタントに出し続けることはできません。

反対に、素の自分だけでは、経営者としての自分をおろそかにすることになり、当然ながら結果の質を維持することはできません。

経営者としての自分と、素の自分が、常に50％ずつ保てればいいというものでもありません。自分の中に二つの軸があると、ときとして判断がどっちつかずになってしまう危険性があります。

あるときは経営者としての自分。またあるときは素の自分。このようにコインの裏表を引っ繰り返すように、その**ときどきに応じてどちらかの自分を前面に出す形で両立**できればうまくいきます。そしてその状態が、脳のバランスにとっても理想的なのです。

では、経営者として多忙な日常に追われる中で、素の自分でいられる場面をいかにして確保するのか。

唯一できるのが、孤独になることです。一人の時間をつくって素の自分に戻ることで、プレッシャーからひととき解放されます。それは「逃げ」ではなく、自分のコンディションを高い水準で保つために必要な時間です。言い換えれば、孤独な時間を確保できなければ、経営者として最良の結果を出し続けるのは難しくなります。

経営者は孤独……。このフレーズはしばしば、重いプレッシャーに一人で耐えざるをえない孤立無援な立場の表現として使われます。しかし、私は別の解釈も成り立つと考えます。それは、経営判断のクオリティを維持するためには、孤独が不可欠であるという意味です。

孤独になれば素の自分に戻ることができ、経営者として社会から求められている自分とのバランスが取れるようになります。デキる経営者は、そのことを本能的に感じ取っているのではないでしょうか。有能な人ほど、孤独を積極的に求めています。

これは経営者にかぎったことではなく、すべての人に当てはまります。会社員として、フリーランスの方なら仕事の受注者として、あるいは夫や妻として、子どもの父や母として、老親の子としてなど、誰しも社会に求められる何らかの役割を果たしています。こうした社会的な自分と素の自分のバランスを上手に取ることは、結果を最大化するうえで誰にとっても重要な課題です。これはつまり、**孤独を必要としない人はいない**ということです。

第1章では、結果を出すことを阻害する同調圧力をかわすには、孤独が有効だと述べました。また、この章の冒頭では、20世紀を代表する傑作を残したマーラーとヴィトゲンシュタインの二人が、ともに創作に集中するため、孤独な環境を求めていたことを紹介しました。これらはどちらも孤独の大きな効用の一つです。

しかし、今取り上げた川上さんの例は、このどちらとも異なります。

また、二人の偉人の場合も、果たして単なる作業への集中だけが、孤独を求めた理由だったのでしょうか。

川上さんの場合も、マーラーやヴィトゲンシュタインの場合も、本人がそれを意識しているかどうかは別として、そこには孤独のもう一つの効用が作用しているのではないかと、私は思います。それは、**「自分を知ること」**です。

自分のことは本人でもよくわかっていない……。よくこのように言われていますが、それは脳科学的にも説明できます。

Point

人には素の部分と社会的な部分の両面がある

To Do

プライベートと仕事のどちらも大切にしよう

意識と無意識の複雑な関係

じつは人間の心の働きの中で、**意識できている部分は、氷山の一角**にすぎません。意識は、水面下にある大きな無意識に支えられています。

無意識は脳内のいわばビッグ・データです。なぜ何かを好きになるのか、なぜある選択をするのかなど、自分でも「何でだろう?」と不思議に感じることがしばしばあるでしょう。それらは無意識によって左右されています。支配されていると言ってもいいでしょう。ところが、私たちはそれを把握できていないのです。「自分のことは本人でもよくわかっていない」というのは、このことです。

そして、この自分でも把握できない**無意識こそが、創造性の源泉**です。意識は一つひとつのタスクを順番に処理しますので、理路整然とした結論を出すのには向いているのですが、そこからは飛躍のある発想は生まれません。一方、無意識は複数のタスクを同時に処理することができます。創造性は、基本的にこの並列的な無意識の中で生まれます。

創造性を高めるにはまず、いろんな体験や知識を積むことが必要です。そのときにはまったく関係ないと思われたことやどんなにつまらないことも、無意識の中に降り積もって、こやしとなります。

しかし、常日ごろ何も刺激を与えなければ、それらの記憶は無意識の底に沈んでしまいます。そこで、無意識の海の中から記憶のかけらをしばしばすくい上げ、撫でまわしておくことも大切です。つまり、ふだんからさまざまな問題意識を持ち、体験や知識を思い出して、それらがどんなつながりを持つのか、常々考えを巡らせておくのです。**「思考のリフティング」**と呼んでもいいかもしれません。すると、いざというときに、その場面にふさわしい記憶の集合体が、「氷山の頭」として意識の水面上に飛び出してきます。

Point

意識していることは心の働きのごく一部分

To Do

どうでもいいことに思いを巡らせる時間を毎日つくる

自分の本当の欲望に気づく

創造性を高めるために、もう一つ必要なのは、**無意識を解き放つ**ことです。

ふだんは意識が無意識をコントロールしています。むしろ無意識が勝手なことをしないように、意識が無意識を管理・抑制しているというほうが実態に近いかもしれません。しかし、創造性を発揮するうえでは、この意識のコントロールが邪魔になることがあります。

私は講演で話をする際、ストーリーを頭の中で逐一組み立てるようなことはしません。自分の無意識から浮かび上がる「氷山の頭」の中で与えられたテーマに近いものをつかまえたら、あとは自然に湧き上がってくるものを組み立てていくだけです。意識による作業は、「氷山の頭」をつかまえるところまで。それ以上に意識でコントロールしようとすると、無意識のプロセスを邪魔してしまい、なめらかに言葉が出てこなくなります。もちろん無意識の垂れ流しになると、十分に練り上げた言葉が出てこないので、意識による方向づけが多少は必要なのですが、話す内容を意識でガチガチに縛っては聴衆の心をつかむトークはできないのです。

そこで、意識によるコントロールを上手にゆるめることが必要になります。それが「脱抑制」です。

「脱抑制」は、**自分の本当の欲望に気づく**ためにも必要です。

あなたは何か物事を進めようとするとき、とくに思い当たる懸念材料はないのに、なぜか気が乗らないという経験はないでしょうか。

たとえば、花形プロジェクトのメンバーに抜擢され、業務内容も待遇もチームのメンバーも申し分なく、自分でも名誉なことだと喜んでいるのに、なぜかやる気が出ない……。

そんなときには、あなたの無意識の中に、自分でも気づかない本音が潜んでいて、あなたの行動を縛っている可能性があります。

もしかすると、社内評価は低い別のプロジェクトのほうにじつは関心を抱いているのかもしれません。あるいは、担当業務の一つにどうしても苦手意識があるのかもしれません。

それらの引っ掛かりが明確に意識されれば、具体的な対応策を練ることができます。しかし、奥歯に物が挟まったような違和感だけがあり、その正体が何なのか、自分でもはっきりと自覚できないということも、しばしばあります。それは、本音が無意識の中に隠れていて、水面上にのぼってこない状態です。

無意識には、自分が隠していた本当の欲望、できるかどうかわからないけど、本当にやってみたいことが、隠れていることがあります。

それは、ふだんは自分自身が気づかずにいることです。むしろ自分自身がわざと気づかないようにしていたことなのかもしれません。気づいてしまうと、面倒なことになるから、あえて封印している場合もあるのかもしれません。意識が無意識をコントロールすることに慣れてしまうと、どうしてもそういう傾向になりがちです。

たとえば、「花形プロジェクトへの抜擢を断るなんてもったいない」という意識が、マイナーなプロジェクトへの関心を、自覚もないままに封印している可能性も否定できません。

意識優位の場合、往々にしてこういう展開になります。それは、無意識を抑制し続けるということ。

こうして**無意識の抑制を続けるのは、自分を押し殺すこと**であり、自分で自分自身を否定することになります。なぜなら「こういうことをしたい」「こんなふうにやりたい」という「自分の内にあるもの」を無視することなのですから……。

先ほど「自分のことは本人でもよくわかっていない」と述べました。そのわかっていないことが、まさに自分自身の無意識の奥深くにしまいこんでいた本当の欲望なのです。

Point
無意識を抑制しすぎると実力が発揮できない

To Do
なぜかうまくいかないときには無理しない

脱抑制を起こしていく

先ほど述べたように、自分自身さえよくわかっていない**無意識を意識のコントロールから解き放つことが、「脱抑制」**です。

先ほどのケースで言えば、マイナーなプロジェクトに対する自分の興味に気づけば、脱抑制したことになります。もちろん、気づいたからといって配置転換を申し出るかどうかは別のことですが、もやもやとした引っ掛かりだけを抱えているよりも、「今のプロジェクトが一段落したら、異動希望を出してみよう」「二つのプロジェクトを結びつける提案はできないだろうか」など、具体的な対処方法を考える糸口になるはずです。

脱抑制は、それまで**気づかずにいた自分自身を知る**ことにもつながるというわけです。その**脱抑制を可能にしやすい環境が、「孤独」**です。同時に、脱抑制をして自分自身を知ることが、孤独になるもう一つの目的です。

偉大な芸術家が孤独を求めるのは、創作活動に集中する時間を確保するためであるとともに、「自分自身を知る」ためでもあります。芸術家でさえも社会の中で生活していると、意識による無意識のコントロールが過度になりがちです。

マーラーにしてもヴィトゲンシュタインにしても、人里離れた場所に籠もろうとしていたときにはすでに社会的地位を確立していました。当然のことながら、彼らにはさまざましがらみがあり、常識ある行動やふるまいを求められていたはずです。

能力が高ければ、必然的に周囲の期待も高くなります。「こういうものをつくってほしい」というリクエストもあったでしょうし、ほかの人より高い結果を求められたことも少なくなかったに違いありません。そうした「自分の外にあるもの」に応えようとすると、自分の本当の欲望が知らず知らずのうちに抑制されてしまいます。

周りの期待を無視することもできない。「こういうことをしたい」「こんなふうにやってみたい」という自分の創作欲求も捨てることができない……。芸術家は感性が豊かであるがゆえに、そうした葛藤が人一倍強くなって、本当に自分が求めているものを知るために孤独を求めたのではないでしょうか。

「自分の外にあるもの」と「自分の内にあるもの」の板挟みになったときに、豊かな感性がアラームを鳴らして、孤独を求めるようになる。自分の無意識の奥深くにあるものを知ろうとする……。そんな気がしてなりません。自分自身を知るのは、かくも難しいことです。

脱抑制をしたとき、自分が本当につくりたかったもののアイデアが次々とあふれ出て、時間が経つのも忘れて熱中してしまう……。数々の傑作はこうして生まれてきたのではないでしょうか。それを容易にするのが、孤独という環境なのです。

Point
無意識を解き放ちやすい環境が孤独

≫

To Do
プレッシャーを感じたら一人になってみる

脳は孤独を求めている！

ここまでの話で、孤独と脳の活性化には大いに関係があることを何となく感じてもらえたのではないでしょうか。何となくどころか、関係は大アリです。脳は、孤独を求めています。そのことを改めて説明しましょう。

人間の意識は、1秒間に100ビットくらいの情報量しか処理できないと言われています。この100ビットが多いか少ないかはともかく、人と会話していると、そのかなりの部分が使われてしまうことがわかっています。

たとえば、商談やプレゼンなどで話をすると、終わったときにドッと疲れが出てしまった経験があなたにもあるのではないでしょうか。それは、商談やプレゼン中に脳が目いっぱい情報を処理して、一種のパンク状態になってしまったからです。脳の疲労が体全体に及んでヘトヘトになってしまっています。

仕事でもプライベートでも、人とのコミュニケーションが丸一日続くと、「盛りだくさんの一日だったな」と感じることでしょう。もし、営業職のウイークデーなら、「きょうは仕事をしたなー」という充実感を覚えるかもしれません。

このようなとき、じつはかなり目いっぱい脳の容量が使われているので、それ以外のことに割くリソースがなくなっています。**コミュニケーションは、意外にも脳を酷使する**ことなのです。

人と会うのは楽しいことでもありますが、同時に脳の容量をかなり奪うことにもなります。人見知りの人が、知らない人と話すのが苦手なのは、性格的なこともありますが、脳の容量をかなり奪ってしまうことを本能的に知っているからかもしれません。

もちろん、人と会うことにはプラス面もたくさんあります。自分の知らなかった知識や情報を得ることができるし、「こんなことをやりたい」と話すことでそれを実現させるヒントをもらえたりキーマンとなる人を紹介してもらえたりもします。自分を成長させるためにも、いろいろな人にドンドン会うべきです。

ただし、**脳の容量には限界があります**。多少の個人差はあっても、その事実自体は変わりません。

人とたくさん会うのであれば、その分、**脳を休ませる必要**もあります。情報処理でパンク寸前になった脳を手入れしなければなりません。

そのために必要なのが、「孤独」です。たくさんの人とコミュニケーションすればするほど、**疲れた脳を癒す時間を持つべき**です。

そう、脳は孤独を求めています。脳にとっても、一人になれる時間は必要です。

その孤独の時間を持たないと、脳は疲労を蓄積していきます。脳にストレスを与え続けることになります。

その結果、意識が無意識を抑圧し続けたときの状態と似たようなことが生じます。人とコミュニケーションをすればするほど、「自分の外にあるもの」ばかりに気を取られてしまい、「自分の内にあるもの」をついないがしろにしてしまうのです。すると、「こういうことをしたい」「こんなふうにやってみたい」という自分の本当の欲望に気づきにくくなってしまいます。

脳は、本来的に孤独を求めています。自分の本当の欲望を実現させたいというアピールに気づくためにも、あなたの**脳に孤独の時間を与えてほしい**のです。

Point
コミュニケーションは脳のリソースを奪う

To Do
一日に何回も何もしない時間をつくろう

結果を出せる環境をつくる

では、孤独は、結果を出すこととどのように結びつくのでしょうか。

私は**「孤独とは、脱抑制して結果を最大化できる環境である」**と考えています。

そして、結果を出すには、まずアウトプットするという行為が欠かせません。

アウトプット、すなわち出力とは、一般的には、インプットし、自分が身につけてきたものを発揮する行為です。

もう少し詳しく言うと、アウトプットとは、脳の中にインプットしたものを惜しみなく自分の外に出すこと。脳の中にしまい込んでいたものを目に見えるカタチにするのが、アウトプットです。これがしっかりできれば、結果を出すことが容易になります。

このアウトプットは、実際には「話す」「書く」という行動を通じて行なわれます。アウトプットは、必ず行動を伴うものです。

「話す」で言うと、スピーチやプレゼンがアウトプットの最たるものだと思われがちですが、雑談やひとりごとなどもそれに含まれます。「書く」は、企画書・報告書・稟議書・資料の作成、メモやノートをとること、メールの作成、ブログやSNSなどへの投稿、日記を書くことなどが該当します。もちろん、作家の原稿執筆、音楽家の作曲、画家の描写なども、アウトプットです。

こうしたアウトプットはいつでもどこでもどんなときでもできるのかと言えば、そうではありません。インプットしたものを惜しみなくアウトプットするには、工夫が必要です。それが、孤独という環境をつくること。

多くの人が経験していることですが、プレゼンやスピーチといったプレッシャーがかかった場面では、自分が持っている力をなかなか発揮できないものです。アウトプットしようとしても、思うようにできません。

それは、脳にストレスがかかっているから。「うまくやろう」「成功させよう」という意識優位な状態にあって、無意識を抑制してしまっています。上司から「このとおりやれ」

「よけいなことをするな」という圧力をかけられる場合も同じ。本当は主張したいことがあるのに遠慮して無難な発言にとどめようとするのも、自分で自分自身を抑圧しています。「結果を出したい」というプレッシャーや同調圧力、周りへの遠慮などがあると、せっかく身につけた知識、スキル、経験を思う存分にアウトプットすることはできません。こうした内外の圧力がある状態は、意識優位であり、無意識を抑制している状態にあります。

芸術家にしても、売れるために自分の本当の欲望とは異なるものをつくり続けなければならないとしたら、ストレスにさらされ続けます。「売れなければ食っていけない」という切実な現実と、自分のつくりたいものをつくるというジレンマを抱え続けていたら、やはりいいアウトプットは難しくなります。

脳の中には、すでにたくさんのものがインプットされていたとしても、何もしないでいては、インプットしたものが脳の中から勝手に外に飛び出すことはありません。脳に何かしらの圧力がかかっていれば、なおさらうまくアウトプットされないのです。

アウトプットをうまくするには、言い換えれば、脳の中にインプットされたものを余すところなく**外に出すためには、脱抑制**ができなければなりません。無意識を解放することでプレゼンやスピーチといったプレッシャーがかかった場面でも身につけた知識やスキル、経験を自然にアウトプットできるようになります。

そのアウトプットを最大化するのが、孤独でいるときです。何も山小屋に行って籠もる必要はありません。シンプルに言えば、無意識を解放する環境をつくること。

職場の煩わしく面倒な人間関係から一歩距離を置いて、つかず離れずでいること。やりたい仕事を、上司に干渉されずに遂行できるポジションをつくること。過度にプライベートを詮索されないつき合いを続けること……。

同調圧力をスルーしつつも、孤立しない。そして結果を出す。それができるのが、理想とする孤独の環境であり、アウトプット、ひいては仕事の結果を最大化するために必要なことです。

先に、孤独になるのには二つの目的があると言いました。これに「アウトプットを最大化する」とつけ加えてもいいでしょう。

知識やスキル、経験といった脳の中にインプットしたものを最大限にアウトプットするために、脱抑制する必要があります。それを可能にするのが、孤独。

まとめると、誰にも邪魔されず、かつ何者にも縛られることなく、「こういうことをしたい」「こんなふうにやってみたい」という自分の内にある欲望に気づき、それをトコトン追求し結果を出せる状態にあること。それが、孤独です。
優れた結果を出すためには、孤独でなければならない理由があります。そのことをあなたにも理解していただけたのではないでしょうか。次章からは具体的な効用や方法論に踏み込んでいきます。

Point

脱抑制すると
アウトプットが最大化する

≫

To Do

一人でリラックスできる環境を
確保する

第 3 章

孤独には
効用がある

孤独が成功のカギになる

孤独からスターが生まれる……。これが、21世紀を生きる私たちの新しいメインストリームです。

孤独から誕生したスターとして真っ先に挙げたいのが、グライムス（クレア・バウチャー）という女性です。

彼女は、ミュージシャンにして、電気自動車を開発するテスラやロケット事業を手がけるスペースX社の経営者であるイーロン・マスクの恋人です。音楽通の間では知られた存在でしたが、その名が一躍有名となったのは、イーロン・マスクとの交際がきっかけでした。ニューヨークの「METガラ」に二人で手をつないで現れたときには、社交界が騒然となったそうです。

彼女のすごいところは、**一人で音楽をつくっている**ことです。作詞・作曲だけではなく、ドラムスやギターの演奏やコーラス、録音・音響といったスタジオワークも自分でこなしています。しかもその制作場所は、カナダのバンクーバーにある自分の部屋です。

プロのミュージシャンの場合、プロデューサーやエンジニアなどと専門機材がそろったスタジオに集まり、ともに制作に励むのが一般的でしたが、彼女は「ガレージバンド」という音楽ソフトを使って、自宅で一人何役もこなし、アルバムをつくり上げています。

一人きりで曲を生み出す彼女の様子は、まるでマーラーやヴィトゲンシュタインが小屋に籠もって創作活動に没頭したことを彷彿とさせます。グライムスは彼らの現代版と言ってもいいでしょう。

一人ですべてをこなしているからといって、そのアルバムは決して音楽的にレベルが低いわけではありません。アルバム『アート・エンジェルズ』はアメリカで大ヒットし、口さがない評論家からも絶賛されました。

日本でも似たようなケースを挙げるとすれば、米津玄師《よねづけんし》です。彼はメジャーデビューする前に「ハチ」という名前で自分がつくった歌をインターネットにアップしていました。それが話題になって、メジャーデビューを果たし、人気ミュージシャンになったのです。

彼はレコード会社や芸能事務所の力を借りることなく、孤独な環境で作品をつくり上げ、それをインターネット上で発表し、多くのファンを獲得しました。

もはや大きな組織にいるからといって安泰だったり、有力者に引き立てられなければ成功の階段を上れないという時代ではありません。メジャーだから一流、インディーズだから二流という区分けなどナンセンスです。メジャーデビューしても売れない人はたくさんいますし、インディーズながらライブで抜群の集客力を誇る人もいます。

もちろん、まだメジャー偏重の傾向は残っていますし、それを志向する人もいます。しかし、**一人ひとりが自分自身の実力で勝負できる時代**になっています。それを可能にしたのがインターネットでありテクノロジーの進化です。

いまや自分一人でアルバムをつくってそれをYouTubeにアップすれば、全世界の人に視聴してもらえます。アクセス数を稼げば、それだけで食べていくことも可能です。あるいは自分自身でiTunes Storeで販売することもできます。

もはや自分のやりたいことをトコトン追求して、それで生計を立てていくことは不可能ではありません。誰の手も借りずに自分の部屋で何かをつくることで世界中の人とつながったりビジネスをしたりするのが容易な時代です。

孤独であることは、ハンディキャップでも何でもありません。むしろ成功するための大いなるカギと言えます。

20世紀には、大組織に所属してさえいれば、定年まで安泰で食うに困らずほとんどノーリスクだと信じられ、そういう生き方を多くの人が追求していました。

今でもその風潮が多少は残ってはいますが、もはや安穏としてはいられません。欧米のグローバル企業や成長著しい中国企業との熾烈な競争、海外ファンドによるM&A攻勢、さらには雇用の流動化によって、日本の大組織にいても安泰と言える状況ではなくなっています。

一人ひとりのビジネスパーソンが、定年までの人生プランを描こうとしても、それは絵に描いた餅でしょう。極端なことを言うと、1年後さえどうなっているかわからないのです。

大組織にいることそのものが悪いことではありませんが、**組織頼みの人生設計はいまや危険**です。時代が変わってしまったのですから、新たな環境の中で、より充実した幸せな生き方を勝ち得るにはどうすればよいのか、自分自身で模索していくべきです。

Point
独力で世界的な成功を収めることも可能

To Do
自分の作品をインターネット上にアップしてみよう

世界は孤独を求めている！

アイビーリーグの入試担当者が求めているのは、日本風に言えば「偏差値が高い学生」ではありません。そもそも「偏差値」という概念がアメリカの入試では存在しないのです。**勉強ができるだけの学生を求めていない**ところが、日本の大学との大きな違いです。

では、偏差値以外の何に注目するのでしょうか。

世界中のお金持ちがハーバードをはじめとする超有名大学にわが子を入れようとしていますから、まず「やっぱりお金でしょ？」という疑いが頭をよぎるかもしれません。実際のところ、年間の授業料が何百万円と高額ですから、ある程度以上のお金持ちでなければそもそも4年間も通えません。お金持ちの子弟を入学させれば多額の寄付が集まりますので、大学運営上のメリットが大きいのもたしかです。

その半面、そうした裕福な家庭の子どもしか入れなくなってしまうと、学生が均一化してしまって、多様な人材を輩出できなくなる問題もあります。大学側は、卒業後に社会を変えるような人材を輩出したいという理想も持っているのです。卒業生が活躍すれば、世界中からさらに優秀な人材を呼び込みやすくもなります。

それでは何を基準に学生を選ぶのかというと、面白いことに「趣味」です。その学生が**どんな趣味を持っているのかを見る**そうです。

趣味に注目する理由は、それがその人についてのもっとも本質的な情報だから。学校の勉強やそのほか家庭でやらなければならないと決められたことではなく、時間が自由になったときにその人が何をどんなふうに楽しむかという、**その人となりを一番ストレートに表す情報が趣味**だというわけです。

彼らが重視する趣味は、３つあります。体を動かす趣味（スポーツ）と知的な趣味、そしてボランティアやサークル活動といった社会的な趣味。

アイビーリーグの担当者たちは、野球とかサッカーとかラグビーといったチームスポーツは重視しないようです。集団でプレーするスポーツはチームワークをつくるにはいいのですが、その人固有の役割、その人個人の成長が見えにくいので、どんなに活躍しても、「うちの大学に入れよう」という決め手にはならないようです。このあたりも日本とは評価のベクトルがだいぶ異なっています。

彼らが**高く評価するスポーツは、一人でプレーするもの**。それもリスクを伴うものです。具体的には、乗馬やヨット。いずれも生命を失う危険を伴う競技です。なぜなら、自分で的確に状況を読んで、ときには積極的にリスクを取って勝負に出る判断ができる学生を、アイビーリーグは求めているからです。

乗馬やヨットなどのスポーツは、それこそ裕福な家庭でなければできないような気もしますが、彼らはその点も考慮しています。自分で**勝手にスポーツ競技をつくって、それを改善改良**していって、年々上達しているような人材も評価しています。むしろそういう学生こそ積極的に求めています。

たとえば、荒れ地を一輪車で走るといったスポーツを思いついて、一人で勝手にやっていた学生が、アイビーリーグに受かったそうです。これならお金をかけずに取り組めます。また、やろうと思えば、誰でもチャレンジできそうです。

アイビーリーグの担当者がその学生を評価したのは、自分でゼロからスポーツをつくった点だけではありません。たとえば、昨日は何分何秒、今日は何分何秒というように、記録を毎日一人でコツコツととり、その分析をもとに自己新記録を出せるよう工夫を重ねた、その取り組みです。その努力は、**誰にも頼らずに自力で成長しようという自立心**や**常に過**

去を超えようという挑戦心の表れと見なされます。こういう人材には、ほかの学生にもいい影響を与えて大学を活性化させたり、社会に出た後も世の中の多くの人に役立つことに率先して取り組んだりするような素質が感じられます。まさに大学側からしたら、のどから手が出るほど欲しい人材です。

これまで世界を動かす優秀な人材を多数輩出してきたアイビーリーグが今、孤独な人材を求めているとすれば、何年後、あるいは何十年後には、このタイプが地球の舵取りを担うのかもしれません。**世界が孤独な人材を求める時代**になっています。もはや孤独は求められこそすれ、避けられるものではなくなっています。

この章では、多くの人が気づかないでいる孤独の持つメリットについて述べていきます。孤独でなければ得られないものは意外とたくさんあります。それらについて一つずつご説明していきましょう。

Point
創意工夫を続けることが評価の対象となる

To Do
自分なりの小さなミッションを設け続けてみる

孤独の効用①考える力が身につく

「自分の内にあるもの」を大切にする孤独な人は、その実現のために努力を惜しみません。そのため、**いつも現在の自分に対して問題意識を抱いています。**

なぜなら「自分の内にあるもの」をトコトン追求しようとしても、一足飛びに実現できるわけではないから……。やりたいことが壮大であればあるほど、それを実現しようとする現在の自分との間には、ギャップがあります。自分が持っている知識・スキル・経験が不十分だったり、周囲の環境が整っていなかったりすれば、どんなにやる気があっても、実現は不可能です。

「このままではいけない」「これでいいのだろうか?」「何かが足りない」……

そうした現状に対する不満をただつぶやいているだけなら、赤ちょうちんでグチをこぼす人となんら変わらないですが、孤独の人はそこで終わらせません。

自分が持っている知識・スキル・経験が不十分であることは認めつつ、「では、どうすればいいだろうか？」と、**思考を未来にシフト**させます。

「自分の内にあるもの」をトコトン追求し実現させた未来をイメージし、なおかつ今の自分と比較していくと、不足しているもの（ギャップ）が見えてきます。その不足分を埋めるのが、今の自分がやらなければいけないことです。

もっとも、それをどうやって埋めていけばいいのかは、誰も教えてくれません。唯一できるのは、**自分自身で考えて、正解を見つけ出していく**こと。

自分のやりたいことを実現させようとするのですから、基本的には自分の頭で考えるしかありません。「これでやってみよう」「この方法がいいのでは？」「ここを強化しよう」と、試行錯誤しながら、自分の頭で考えたことを実行していきます。長い目で見れば、そのほうが成長できるし、結果を出せるようになります。

誰かがやっている、うまくいっている方法をそのまま取り入れたほうが、早く結果を出せる可能性は高いかもしれません。ただし、それでうまくいったとしても、たまたまです。「どうしたらいい？」と周りの人に頼るのは、ラクです。しかし、周りに依存していては、成長を自らの手で止めてしまうことになります。他人に答えを教えてもらうのがクセになると、前例のない事態などで周りの誰もが正解を持っていないとき、自分の頭で考える力がないから、途方に暮れることになります。

孤独な人は、周りに答えを教えてもらうようなことはしません。人に依存することを潔しとせず、何より自分の頭で考えることを選びます。そのほうが**自分を成長させる**ことを知っているから。

自分の頭で考えようとすれば、常に知識・スキルを磨いていなければならず、またそれらが実際に通用するように実践して高めていかなければなりません。その姿勢が自分自身を成長させます。

かといって、孤独な人も他人のアドバイスにまったく耳を傾けないわけではありません。むしろ、やりたいことを実現させるうえで役立ちそうな知識や経験を持つ人には積極的に会いに行き、ヒントを求めます。

しかし、そこで得た**アドバイスを鵜呑みにはしない**のです。それが果たして取り入れるべきことなのかどうかは、自分の頭で考え抜きます。そうやって他人の知識や経験をも、上手に自分の血肉にしていくのです。

自分の頭で考えるから孤独を選ぶのか、孤独を選ぶから自分の頭で考えるようになるのか……。まるでニワトリと卵のようですが、孤独と自分の頭で考えることは、切っても切れない関係にあります。

Point
解決策は自分で探す

To Do
アドバイスをもらっても鵜呑みにしない

孤独の効用②オンリーワンになれる

よく耳にするマーケティング用語に「レッド・オーシャン」「ブルー・オーシャン」があります。

前者は、競争が激しい市場のことを指します。同業者がたくさんいる既存市場では、勝ち抜くために価格競争などの血みどろの戦いを繰り広げなければならないことから、「赤い海」と呼ばれています。

後者は、競争がない未開拓の市場。独自にまったく新しい市場を切りひらけば、競争相手のいないところで悠々と事業を展開できることから、南の島のサンゴ礁のように透き通った「青い海」と形容されています。

どちらのほうが生きやすいかといえば、後者です。もちろん「志せば必ず実現できる」というほど簡単なものではありませんが、糸口をつかめれば独占的なビジネスが展開できます。そのため、多くのビジネスマンが血眼になって、まだ誰も気づいていないブルー・オーシャンを探し求めています。

人知れぬ**ブルー・オーシャンを見つけるうえでカギとなるのが、まさに孤独**。「自分の内にあるもの」をトコトン追求していくことで、**ほかの人が容易には真似できない独自の商品やサービスを生み出せる**可能性があるからです。

その代表例がAppleです。iPadやiPhoneが画期的な新商品であったことは異論の余地がないでしょう。まさに典型的なブルー・オーシャンでした。

しかし、ここで私が指摘しておきたいのは、iPadやiPhoneが新たな商品ジャンルを切りひらいたこと以上に、それらが創業者の一人である**スティーブ・ジョブズのこだわりを徹底的に具現化**したものだったという点です。

そのためAppleの商品は、同業他社が真似しようとしてもできない、なおかつ超えることができない独特の魅力を備えることとなりました。「同じタブレットＰＣでもiPadのたたずまいはどこか違う」「同じスマホであってもiPhoneの感触はひと味違う」……。世界中の多くの人がそう感じ、Apple商品を指名買いしています。

ユーザにとっては、ほかに代わるものがないオンリーワンの存在。似たようなものがつくられても、「iPhone（iPad）でなければダメ」という熱狂的なファンは多く、その人たちはほかに目移りすることもありません。

つまり、ライバルが存在しないのも同じこと。そのため、他社から多種多様なスマホやタブレットＰＣが発売されるようになった今でさえ、ブルー・オーシャン状態が持続しています。

Appleが開拓したほどの市場規模を実現できなくても、個人でもほかに代わるものがないオンリーワンを生み出すことは可能です。そのためにはあなたが、**自分のやりたいことをトコトン追求していけばいい**のです。

「スティーブ・ジョブズではいくら何でも自分と違いすぎる」「ハードルがあまりにも高い」……そう感じる人のために、身近な例もご紹介しましょう。それは、１９３５年生まれの**「世界最高齢プログラマー」若宮正子さん**です。

若宮さんは、ひな人形を正しく飾るゲームアプリhinadanを開発。世界中の注目を集め、

Appleが開催する「世界開発者会議」にも招待されました。私もお会いしたことがありますが、とても若々しくてチャーミングな方です。

若宮さんは独自にプログラミングを学び、シニア世代が楽しめるゲームを開発しました。彼女は自分でつくってみたかったから、ただつくっただけのことです。「注目されよう」とか「儲けよう」といった欲はまったくなく、**やりたいことを追求していったら、いつの間にかオンリーワンになった**のです。

自分の中にあるものは、世界のどこにもないものです。そのシーズ（種）をトコトン追求していけば、オンリーワンになるのはそう難しいことではありません。

あなたが取り組んでいることを、評価してくれる人にしっかり届けることができれば、たとえ人数が少なくてもまずはそれで十分なのではないでしょうか。それだけで「自分がやっていることが報われた」と実感できます。立派な「ブルー・オーシャン」です。

そこで起こしたさざ波が、もしかしたら大きなうねりに育つこともあるかもしれません。しかし、それはあくまでも結果です。狙ってできることではありません。

「自分の内にあるもの」をトコトン追求していった結果、「ブルー・オーシャン」を実現している……。たとえそれが大海原ではなく入り江だったとしても、そんな幸せなことがほかにあるでしょうか。

Point
ライバルが少ないほうが有利

To Do
やりたいことがマイナーでも気にしない

孤独の効用③イノベーションを興す

自分のやりたいことをトコトン追求すると、「ブルー・オーシャン」を見つけることができてオンリーワンになれます。さらにそれを突き詰めていくと、社会に大きなインパクトを与えることができます。それは、イノベーションを興すということ。

イノベーションとは、新しい方法、仕組み、習慣などを導入して社会的に意義のある変革を興すことです。なかでも、従来の産業のあり方をくつがえすようなものは「破壊的イノベーション」と呼ばれます。今までの市場や価値観といった文脈を無視し、乗り越え、それを破壊するようなイノベーションが新時代を開きます。言い換えれば、「ブルー・オーシャン」を切りひらくイノベーションが「破壊的イノベーション」です。

前例にとらわれる姿勢は、破壊的イノベーションとは真逆です。むしろ、「前例がないからこそやる」「前例があることはやる意味がない」くらいの姿勢でなければ、破壊的イノベーションは実現できません。

「破壊的」とはいっても、旧来の秩序やシステムを破壊すること自体が目的ではもちろんありません。むしろ、**何が本質なのかを見極め、その筋を通すことが本来の課題**です。

たとえば、音楽CDの流通が主流だった時代に配信ビジネスを始めた人は、CDビジネスの破壊が目的だったわけではありません。音楽というものの本質を見つめ、いつでもどこからでも音楽データにたやすくアクセスできるほうが音楽体験は充実するはずだと気づいて、そのネット配信に踏み切った結果が、破壊的イノベーションに結びつきました。

教育であれば、教育の本質を見つめたうえで、授業でやるべきことや教材の形態、課題設定、成果の評価方法、教師の役割などを合理的に考え抜くことが、破壊的イノベーションにつながるはずです。

破壊的イノベーションは、**本質と合理性の容赦なき追求の結果**として興ります。つまり、既存のシステムやしがらみに対して配慮や尊重をいっさいせず、あるべき形を純粋に突き詰めていくことが肝心です。既存のシステムやしがらみを無視する、空気を読まない姿勢がなければ、スタートラインにつくことさえできないでしょう。

だからこそ、同調圧力に屈しない**孤独な人が破壊的イノベーションを生み出しやすい**と言えるわけです。

そして、物事の本質をよけいな包み紙を取りはらってまっすぐに考え抜くには、脳を「集中」させることが必要です。脳の「集中」とは、ノイズが取り除かれた状態です。**既存のシステムやしがらみというノイズが除去**されて初めて、本質を突き、論理的に一貫した破壊的イノベーションは可能になります。

この脳の「集中」状態のことを、「フロー状態」と呼びます。「フロー状態」については、次項で詳しくご説明します。

その前に、孤独な人がイノベーションを興しやすいもう一つの理由を、指摘しておきましょう。

それは、**イノベーションが弱い絆から生まれる**傾向にあるということです。

誤解されがちですが、イノベーションとは誰か一人の卓越したアイデアがそのまま形になるものではありません。スティーブ・ジョブズもすべて彼一人で成功をつかんだわけではありません。シリコンバレーの興隆自体、そこに張り巡らされている友だちのネットワークに支えられている面が大いにあります。

とは言え、直接の知り合い同士で構成される強い絆のコミュニティでは、情報もノウハウもたいてい共有されていて、その中で新しいことはなかなか生まれないものです。イノベーションが興りやすいのは、**コミュニティを超えて何らかの情報やノウハウが共有され**たときです。

「知り合いの知り合い」ぐらいの弱い絆でつながる、ふだんは接触のないコミュニティにあなたのアイデアが伝われば、そこで思いもよらぬ問題の解決に役立つかもしれません。あるいは逆に、そうした離れたコミュニティからもたらされた情報が、あなたのビジネスを飛躍させる大きな手掛かりになるかもしれません。

では、この弱い絆をいかに育て、維持していくか。

孤立してしまっては人とつながりが持てないのはもちろんのこと、特定のコミュニティにどっぷりはまり込んで強い絆にがんじがらめになっていても、弱い絆のネットワークは広がりません。

ベタベタと馴れ合うことを嫌い、かといって頑なに一人で引きこもるわけでもない、この**孤独な人の「つかず離れずのスタンス」が、弱い絆のメンテナンスにはぴったり**なのです。

Point
本質を探究する姿勢と
弱い絆の維持拡大が大切

To Do
しがらみを無視しつつも
つき合いは切らない

孤独の効用④フロー状態になれる

孤独になれる環境を整えて、誰にも邪魔されずにやりたいことに取り組むと、フロー状態に入りやすくなります。フロー状態になると、自分が思っていた以上のアウトプットを実現することが可能です。**孤独には、フロー状態を起こしやすいという効用**があります。

フローとは、ミハイ・チクセントミハイが提唱した概念です。時の経つのも忘れて完全に対象に没入している精神状態を指し、その状態で人は自分でも思いもよらないほどの**創造性を発揮し、深い充実感を味わう**ことができるとされています。

子どものころに公園で夢中になって遊んでいたら、いつの間にか日が暮れていたとか、集中して仕事を一気に処理して時計を見たところ、「もうこんな時間か！」とビックリした経験が、あなたにもきっとあることでしょう。それが、まさにフロー状態です。

とは言え、孤独にさえなれば、誰もが簡単にフロー状態になれるわけでもありません。フロー状態は、**集中しているだけではなく、同時にリラックスしていなければ生じない**からです。

フロー状態では、集中とリラックスという、一見矛盾する状態が、両立しています。集中するだけでは不十分。そこにリラックスがプラスアルファされる必要があります。

この状態を実現するには、やはり自分が「やりたい」と思ったものに、トコトン取り組むことが大切です。

気の向かないことや誰かに強制的に命令されたことを渋々やっていても、フロー状態にはなれません。集中もリラックスもできないはずですから、それは当然です。仮に上司に命令された仕事をいざ片づけようとしても、「やりたくないなぁ」「我慢してやらなきゃ」という気持ちが内心あれば、集中はできません。ダラダラと必要以上に時間がかかってしまいます。

これは、フローとは正反対の状態。誰にも邪魔されない環境であっても、やりたくないことをするのでは、フローにはなれません。

フローになるには、**自分自身が心からやりたいことを思う存分やる**こと。誰にも邪魔されない環境でそれに取り組めば、集中できるのは当然でしょう。「いつまでに」「早く」といった制約もないので、リラックスして臨めます。孤独になれる環境でやりたいことを思う存分やれれば、フローになる条件が整うことになります。

マーラーやヴィトゲンシュタインが創作小屋にわざわざ足を運んだのも、じつはその環境ではフローになりやすいことを本能的に知っていたからではないでしょうか。その当時はフローという言葉も概念もありませんでしたが、「ここに行けば、自分の力が発揮できる」と気づいたから、孤独になれる環境を求めたのではないでしょうか。

「孤独になれば、必ずフローになれる」とまでは言いきれませんが、アウトプットを最大化するための重要な環境要因の一つです。

Point

集中とリラックスの両立が成果を生む

To Do

自分自身を追い込まない

孤独の効用⑤教養が身につく

何らかの結果を出そうとするうえで、**アウトプットとインプットは車の両輪のような関係**にあります。

「アウトプット↓インプット↓アウトプット↓インプット↓アウトプット……」

このアウトプットとインプットのサイクルを続けていけば、結果を出せるようになり、インプットの質が高まります。すると、これまでよりも質の高い情報や知識を求めるようになっていきます。

なぜなら、アウトプットを高めて結果を出し、成長していくと、これまでと同じレベルの情報や知識ではインプットしてももの足りなく感じられるからです。脳には常に新規性を求める傾向があるので、知っていることを見たり聞いたりしても、やる気を出しません。

ところが、求める知識や情報のジャンルを広げていってそれまで知らなかったことに新たに接すると、脳は俄然として興味を湧き立たせます。「何だろう?」と好奇心が刺激され、それを理解したくなるのです。これは、知識・情報の横展開。

インプットして理解できるようになると、その瞬間、脳内にドーパミンが放出されます。知らなかったことを理解できた喜びが、「知らない世界をもっと知りたい！」という欲求をもたらします。

インプットした知識や情報をためる一方では、成長に限界があります。ためたものを**アウトプットしないと、新しいインプットを受け入れる脳のスペースが足りなくなる**のです。アウトプットして空いたスペースに、それまで知らなかった新しい知識や情報がドンドン入っていくと、インプットがますます良質化します。

アウトプットするから、いいインプットができるようになります。このサイクルを回していくと、必然的に教養が身についていきます。

教養とは、単に知識や情報の量を指すのではありません。量の追求＝知識・情報の横展開だけでは、単なる雑学。同時に深さ（質）もなければなりません。これは、知識・情報の縦展開。つまり、知識や情報を量と質の両方で追求したもの＝横と縦の同時展開が教養です。

これまでに知らなかったことを知ることで脳内にドーパミンが放出されると言いました

が、それは新たなジャンルの知識・情報にふれる「横展開」だけでなく、知識・情報の深掘り、つまり「縦展開」をしたときも同様です。「なるほど、こういうことだったのか！」と、より深い知識・情報を理解できたときにも、ドーパミンが放出されて、さらなるインプット欲がかき立てられます。

こうした「アウトプット↓インプット」のサイクルは、**自分自身の興味・関心が出発点**となります。そのため、孤独という環境を確保することは、教養を身につけるうえで欠かせません。

それは、孤独になってボーッとしていると、**脳内でディフォルト・モード・ネットワーク（DMN）が稼働**するからです。DMNは集中しているときではなく、何もしていない状態のときに稼働する脳のシステムです。

集中しているときは、脳内では特定の回路しか使われていません。その特定の回路しか使われないから、逆に「集中できる」とも言えます。

何もしていないときといっても、脳はサボっているわけではありません。むしろふだん使わないような、**まったく関係のない回路をつなげよう**としています。その関係のなさそうな回路が結びつくと、「そうか、これをやろう！」とか「こういう考えもあるな」「あれはどうなっているんだろう？」という発想やひらめきが起こります。

この発想やひらめきを出発点に、興味の領域を広げたり深掘りしたりして、新しいことをインプットしていくと、知識・情報の量と質の両面での追求になります。ひいては教養が身についていくわけです。

孤独になるから、ＤＭＮが稼働します。**ＤＭＮが稼働するから、教養が身につきます。**

孤独という環境でこそ教養は身につく。これは、声を大にして言いたいことです。

Point

知識を得てドーパミンが出るとますます知識欲が高まる

To Do

自分自身の興味・関心を出発点にしよう

孤独の効用⑥本当の仲間が持てる

子どものころから蝶が好きだった私は、周りにいる同級生たちとは趣味が合わず、疎外感を感じていました。小学生のころ「スーパーカーブーム」があって、周りの男の子はランボルギーニやポルシェといった外国の車に夢中になっていたものですが、私は一人だけ興味を持てずにいました。

思えば、物心ついたときから、孤独を感じる人間だったようです。自分自身でも「神経質で人づき合いが悪い人間だ」と思っていたことがあります。

そんな私にも、塩谷賢、竹内薫、田森佳秀、池上高志といった自分で勝手に「四天王」と呼んでいる友人がいます。なぜこういう友人たちと出会うことができたのか、改めて考えると不思議なことで、巡り合わせというしかありません。

ただし、孤独と無関係ではないような気がします。むしろ**孤独だからこそ、「本当の仲間が持てた」**と言っていいかもしれません。彼らと出会ったのは、大学時代か社会人になって間もないころでしたから、いまやもう20年から30年のつき合いになります。

先ほども述べたように、それまでの私は神経質なところがあったので、なかなか人と打ち解けることができませんでした。孤独なさびしさを感じなかったわけではなかったものの、友人をつくるために自分を曲げたり迎合したりするようなことは苦手でした。相手が誰であっても等身大の自分でいることしかできなかったのです。

そんな私が大学に入って出会ったのが、塩谷賢です。彼とは一学年で300人、理系だけだと1500人いる同級生の中で、なぜか同じ授業をそろって受けていました。全学で10人ぐらいしか受講しないような授業を3つ取っていたのですが、そのすべてに彼も出席していました。彼はクマみたいな体格に学生服を着ていたので、とても目立ちます。

「アッ、この授業も受けている！」

私もそう思ったし、向こうも同じだったのでしょう。お互いにシンパシーを感じて、気づいたときにはいつの間にか親しくなっていました。

全学で10人ぐらいしか学生がいない授業を3つも同時に選択していたのは、根底にある**価値観や考え方がそもそも似ていた**からだと言えるかもしれません。

竹内薫は、『トンデモ科学の世界』（徳間書店）の共著者です。この本は私にとっての初めての出版だったのですが、タイトルを聞いたときにはとてもガッカリしたことを今でも昨日のことのように覚えています。

「デビュー作なのに、タイトルがあまりにヒドい……」

落ち込んでいる私に向かって、「本を出せたからよかったじゃないか」と、鷹揚に構えていたのが、竹内でした。彼はもともと文系専攻だったのですが、理学部に学士入学した変わり種です。私自身も理学部を卒業してから法学部に学士入学しているので、**同じよう**

な経歴を持っており、似たもの同士と感じられたのかもしれません。

田森佳秀は、私が最初に就職した理化学研究所で、同じ研究室にいた仲間です。彼はバラの折り紙を折るのが好きで、私の目の前でよく実演してくれたものです。

二人で電車に乗っているとき、たまたまそのことを思い出した私が、「バラの折り紙って何回折るの？」と聞いたことがあります。ところが、反応がありません。そのまま黙って車窓からの景色を見ていたことから、「あ、何か考えごとをしているのかな」とそっとしておいたら、2駅過ぎたところで突然、口を開きます。

「104回！」

私に聞かれてから、頭の中で計算していたのでしょう。このように独特の間合いを持ち、**マイペースを貫く**人物です。

池上高志は、盟友的存在です。彼は今、東大の教授を務めていて、毎年1回特別授業の講師として私を呼んでくれます。**教育のあり方や根本的な問題意識で共感**するところが多く、彼とは今後とも何らかの活動をともにすることになりそうです。

このように私の仲間はみな、ひとクセもふたクセもある人物です。「こういうクセのある人間がよくも集まったものだ」と、自分でもあきれるほどです。まさに**「類は友を呼ぶ」**

ということなのでしょう。

それぞれに頻繁に会うわけではありませんが、私は彼らとは常に深いところでつながっていると感じています。ニーチェが言うところの「星の友情」で結ばれているような気がします。離れていても通じ合っていて、「何も言わなくてもわかり合える」安心感があります。

相手と深いところでつながりあうことができているのは、お互いに孤独だからです。「自分の内にあるもの」を大切にし、それを決しておろそかにせずに持ち続けていると、いつかどこかで似たような考え方や価値観を持った人物と出会えるときが訪れます。そういう人こそ、本当の仲間であり、生涯を通じて交流を深めていくべき相手です。

常識や対外的評価といった「自分の外にあるもの」を優先してしまったら、出会う人もまたそうした人たちばかりになります。相手と深いところでつながり合うこともできません。知り合いの数が増えることはあっても、仲間と出会うことは難しくなります。

本当の仲間は、どんな人でもいいわけではありません。数は多いに越したことはないですが、少ないからよくないということでもないのです。

仲間となるには、それなりの条件を満たす人であるべきです。お互いの「自分の内にあるもの」を尊重できていなければ、通じ合うこともできないし、一緒にいても疲れるだけです。孤独を選び、自分自身を見つめていると、どんな人が自分の仲間としてふさわしいのかを察知できるようになります。

「自分の内にあるもの」を大切にしていれば、いずれ**何らかのタイミングで出会う**ときがきます。決して急ぐ必要はなく、そのときまで待っていても遅くはありません。けれども**出会いが来たら、そのタイミングを見逃さないでほしい**のです。

孤独を知る人は、本当の仲間を見つけることができます。孤独を選んだ人だけが、本当の仲間を得ることができるのです。

Point

孤独な者同士は深くつながり合える

To Do

気になった人にはその場ですぐに話しかけよう

第4章

なぜ孤独な人は結果を出せるのか

孤独な人には哲学がある

同調圧力を受けずに、無意識を解放させながら、結果を最大化させている……。それが、孤独な人です。

自分のやりたいことをトコトン追求して結果を出していながらも、他人に寄りかからずストレスフリー。組織に属しているかいないかにかかわらず、いいえ、むしろ組織に属している人にとって、その境地はあこがれです。

孤独を選ぶかどうかは、自分自身で判断するべきことです。誰かに強要されるものではありません。

もっとも孤独を選んだとしても、それを貫けるかどうかはまた別の話です。誰にも邪魔されずに自分のやりたいことをトコトン追求していこうとしても、同調圧力はかかります。むしろ、わが道を行くことは、バッシングに遭いやすいスタンスとも言えます。それに対して、何も毎回全面対決する必要はなく、やんわりと「ＮＯ」と伝えたり、スルーを決め込んだりしてやりすごせればよいのですが、いつもうまくかわせるとはかぎりません。

また、自分のやりたいことでいつも必ず結果が出せる保証もありません。何年も苦戦することもあれば、アプローチの間違いに気づいて方針変更を余儀なくされることもあるでしょう。

そんな苦しさを、孤独な人はどうやって乗り越えているのでしょうか。

一つ言えるのは、他人に寄りかからずに自分のやりたいことをトコトン追求する、その**姿勢がブレない**こと。

ブレない姿勢を維持できるのは、哲学があるから。哲学と呼べるまでの強固なものを持っているから、同調圧力に屈することなく孤独を選び、なおかつ維持して結果を出していくことが可能になります。

この章では、孤独な人が持っている哲学について述べていきます。と言っても、そんなに難しいことを話すわけではありません。

哲学という言葉が重ければ、ポリシーと読み替えてもらっても、ＯＫです。「孤独な人はこんなことを考えて行動しているんだ」と、理解してもらえれば幸いです。

Point

苦しいときも
ポリシーがあればブレない

To Do

「これだけは譲れない」ということを
書き出してみよう

孤独な人は周りのことを気にしない

語弊があるかもしれませんが、孤独な人は、どこか「鈍感」に見えます。それは、その人の感覚がほかの人に比べて劣っているということではありません。周りから何を言われても**気にせずに聞き流せる**ということ。

人は人、自分は自分。そういう割り切りができる人です。

「あの人は変わっているね」
「人づき合いが悪い」
「言うことをまったく聞かない」……

自分のやりたいことを貫こうとすると、こんなふうに言われたりします。このときいちいち**周りの人の声を気にしてしまうのは、時間とエネルギーの恐ろしい浪費**です。

私の友人で、世間の評価をいっさい気にしない人がいます。「ホリエモン」こと堀江貴文さんです。

堀江さんほど毀《き》誉《よ》褒《ほう》貶《へん》が激しい人はほかに見当たらないくらいですが、彼は世間の評価をまったく意に介しません。

ときにはその過激な発言が「炎上」を呼ぶこともあります。そうなったとしても、彼は「こんなことを言ってはいけなかった」と反省することも後悔することもなければ、発言を撤回することもほとんどありません。私自身も炎上したことはありますが、彼ほどには割り切ることができずにいます。

こういう人のことを「メンタルが強い」と見る向きもありますが、たびたび間近で接したことのある私の見解は異なります。堀江さんはメンタルが強いのではなく、**世間の評価や自分への批判にそもそも関心を持っていない**のです。

彼はロケット事業など、自分のやりたいことだけをトコトン追求する人です。それは、「こういうことをやりたい」という内にある欲望です。

「自分の内にあるもの」を大切にしているから、世間の評価といった「自分の外にあるもの」が目にも耳にも入らないのです。どんなに世間が騒いだり炎上が起きたりしても、彼にとっては存在しないのと同じです。

最初から存在しないのですから、気にもなりません。このように説明すると、「メンタルが強い」のとは違うことが理解できるのではないでしょうか。

これまでも述べてきたように、孤独な人はメタ認知に長けています。それと矛盾するようですが、じつはいわゆる「空気を読む」行動は、メタ認知によるものとされています。自分が他人にどう見られているのかがわからないと、空気は読めないのですから。

では、なぜメタ認知に長けた孤独な人が、周りのことを気にしないでいられるのか。それは、**見ている視野がまるで違う**からです。自分のやりたいことをトコトン追求していくと、その過程で新しい経験を積み、新しい人脈もできるので、見える世界が広がっていきます。そして大きなビジョンに基づいて、次のアクションを考えるようになります。

ところが、非難は往々にして、重箱の隅をつつくようなことに終始しがちです。大局的に物事をとらえていると、あまりに些末なことは意識にものぼりません。飛行機で空を飛ぶのに、小さな水たまりは目に入らないのと同じこと。同じメタ認知を働かせていても、とらえている世界の広さが、自分の周りの空気だけを読んでいる人とはまったく異なるのです。

「自分の内にあるもの」を大切にし、それをトコトン追求して世界が広がれば、身近な狭い世界での反応はまったく気にならなくなります。支持してくれたり理解してくれたりする人が少なくても、極端に落ち込むこともありません。**広い世界には、話の通じる人がちゃんといる**に違いないのですから。

逆に、狭い世界での反応を気にかけてしまえば、事情をよく知らない人のつまらない意見に左右されたり、理解してくれる人がいないことに「さびしい」「つらい」と感じたりします。その状態でいるかぎりは、結果を出すのは難しいでしょう。そこから脱するには、「自分の内にあるもの」を大切にし、それをトコトン追求して、世界を広げていく以外にありません。

Point

視野が広がると些末なことは目に入らなくなる

To Do

自分の内にあるテーマを軸に世界を広げる

孤独な人は好奇心の赴くままに行動する

予定したことが突然中止やキャンセルになって、次のアポイントまで3時間ほどスケジュールがポッカリ空いてしまったとき。このような急な予定変更は、よくあることです。

このとき「もっと早く言ってくれよ」と相手に文句を言っても、どうにもなりません。ここは突然発生した3時間を「プレゼント」と思って、喜びましょう。「どんなことをしようか？」と考えるだけでワクワクしてくるかどうか。それが後に結果を出せるかどうかの分水嶺です。

こんなとき近くにあるカフェに入り、持ってきたノートパソコンを取り出して、やりかけの仕事をする人が多いかもしれません。結果を出すためには寸暇を惜しんで仕事をしたほうがよいと、一般的には思われがちです。しかし、それは違います。

なぜなら、**脳は「空白」を必要としている**から。脳の働きを活性化させようとしても、基本的に強制はできず、自発性をうながすしかありません。脳の活性化には、第2章でもふれた脱抑制が必要です。抑制をはずしさえすれば、あとは勝手に活動してくれます。そして、**空白こそが、脱抑制をうながす**のです。

空き地ができたときに、そこに雑草や木が勝手に生え茂るように、脳の中に「空白」ができたときに、そこを不思議な色や形が満たします。それが、「独創的なアイデア」と呼ばれるものの本質です。

わずかな空き時間にもせっせと仕事を詰め込むのは、脳の中の空白をなくそうとする残念な行為です。それでは、独創的なアイデアを生むことができず、ちょっとしたモデルチェンジぐらいなら成功させることはできても、大きな結果を出すことはできません。降ってわいた空き時間を好奇心の赴くままに楽しめる人のほうが、**独創性をのびのびと育む**ことができ、**ゆくゆくは結果を出せる**のです。

こんなとき孤独な人は、たとえば、こんな行動をします。

「行きたかった展覧会がまだやっている。1時間だけ見にいこう」

「近くにオープンしたばかりの大型施設があるから、上から下まで回ってみよう」

「30分後に見たい映画が始まるから、この機会に行ってしまおう」……

別に遊んでいるのでもヒマ潰しをしているのでもありません。「自分の内にあるもの」

に従って行動していったら、こんなふうになるだけのこと。

どこかに行くのが面倒なら読みかけの本を読むのでもいいですし、疲れた体をマッサージしてもらうのでもOK。せっかくのプレゼントですから、自分の好きなように自由に楽しく使いたいものです。サラリーマンの方は就業規則があって、完全な自由とはいかないかもしれませんが、許されそうなグレーゾーンを攻めてみましょう。

孤独な人にとって、ポッカリ空いた3時間を過ごすことなんて、朝飯前です。

なぜ空き時間が降ってわいたときに「あれをしよう」「これもいいな」と、やりたいことがポンポンと出てくるのかと言うと、「自分の内にあるもの」を大切にしているからです。**意識による無意識のコントロールがゆるやか**なので、自分の内にある**隠れた欲望が表に出てきやすい**のです。「仕事をしたほうがいいよ」という意識によるコントロールを巧みにかわして、好奇心の赴くままに行動することができます。

意識によるコントロールをゆるめていると、時間がポッカリ空いたときに「あ、これをやろう！」と次にすることをすぐに思いつくことができます。それは、自分の中に「こういうことをしたら楽しくなる」というデータベースがたくさんあるから。ネットを検索して「何か面白いことはないかな？」と探すまでもなく、その場ですぐに行動に移せます。

極端なことを言うと、何もせずに公園のベンチに座って、考えごとをするのでもいいのです。孤独な人は自分の中に教養というデータベースがあるから、それだけでも新しい企画を考えたり自分の人生プランを描いたりと、楽しく有意義な時間を過ごせます。

しかもそれを2時間、3時間と続けても、退屈することもありません。脳の中に考えるテーマがたくさんあって、次から次に湧き出てきます。

急にできた空き時間に何をするかで、結果を出せる素質があるか、そうでないかがハッキリとわかってしまいます。孤独な人は、そんなときに「そうだ、これをしよう！」とやることをパッと思いついて、好奇心の赴くままに行動します。それは、意識によるコントロールをゆるめれば、誰にでもできることです。

Point

無意識を解放していると退屈しない

To Do

思いつきで気まぐれな行動をとってみる

孤独な人は自分の興味を宣言する

現在は「一億総オタク化」しているような状況にありますから、自分の好きなものとほかの人の好きなものが一致することはほとんどない状況です。**あなたが好きなものは、隣の人が知らない**。隣の人が好きなものは、あなたが知らない……。こういうことはいまや何の不思議でもありません。

あなたが「私はこれが好き」と口にしたことに対して、「聞いたことがない」「全然知らない」と言われても気にすることはありません。むしろそれが当たり前です。

「私と同じ趣味の人はいない」

そんなふうにガッカリしたり、ましてやショックを受けたりするのは、過剰反応です。

「そうだよね、知っているわけないよね」と、軽く受け流せばよいのです。

もったいないのは、好きなものをオープンにするのをやめてしまうこと。「どうせ知っている人はいないし」とあきらめて、相手に合わせたり空気を読んだりして、「△△が好きです」と本当はたいして興味のないメジャーなものが好きな振りをするのは、ナンセンスです。

これは、趣味における「好きなもの」ばかりではなく、**仕事上のテーマや考え方でも同様**です。「こんな突飛なテーマに関心を抱く人はいないだろう」「こんな考え方を話しても理解されないのではないか」などと臆することなく、どんどん口にすることをおすすめします。

自分の興味のあるものを相手が知らなかったとしても、いいではないですか。相手が知らないなら、「こんなにスゴいんですよ」「ここがいいんです」と、あなたが**熱心に説明すれば、相手は興味を抱く**かもしれません。そうすれば、仲間を一人増やすことにつながります。相手が興味を抱かなかったとしても、それで失うものはゼロです。あなたにとってマイナスになることはありません。

何より「〇〇に興味があります」と言い続けていれば、いつか**「私もそうです」と言ってくれる人に巡り合える**可能性があります。もしカミングアウトしなければ、相手も黙っている確率が高く、仲間と出会えるチャンスをみすみす見逃すことになります。

自分の興味を宣言することは、旗を掲げること。その旗を目印にして、「ここにいたんだ！」

と、あなたのもとに仲間が駆けつけてくれます。旗を掲げなければ、仲間がいたとしても、気づいてもらうこともできません。もし相手も旗を掲げていなければ、こちらから見つけることもできません。

自分の興味のあるものを告げて、それで相手が何の関心を示さなくても、気にする必要はありません。あなたの価値が下がるわけでもないのですから、堂々とカミングアウトすべきです。

そうしたことを何回も続ければ、自分の興味の対象が他人に知られていないことへの免疫ができ、ショックも感じなくなります。仲間を見つけるチャンスなのですから、「言わないほうがいいかな」なんてためらうのは、とてももったいないことです。

結果を出すために、興味を同じくする仲間の存在が大きいことは、言うまでもありません。

Point

旗を掲げなければ仲間には出会えない

To Do

自分の興味をカミングアウトしてみよう

孤独な人は自分の中にある幸せに気づく

私がイギリスを訪れたときのこと。たまたまつけたテレビに、ガーデニングが大好きな高齢の女性が出演していました。

イギリスではガーデニングが盛んで、自宅の庭で自分の好きな植物を栽培する人が大勢います。自宅で個人がしているガーデニングを審査する協会もあって、そこから認証を受けるのは、マニアにとっては大変名誉なことらしいのです。

その協会は、ガーデニングについてのマニュアルをつくり、推奨するやり方を教えていて、認証してもらうためには、当然それに従わなければなりません。おそらく多くのマニアは、その推奨するやり方に従って、植物を栽培しています。

しかし、テレビに出ていたその女性は、違っていました。別に協会に反旗を翻しているわけではないでしょうけれども、自分ならではのやり方にこだわっていました。「このやり方がオススメです」という協会の推奨には従わず、**「私はこのやり方でいいです」と独**

自の道を追求していたのです。

推奨するやり方をしていないのですから、協会に認証されるはずがありません。協会からすれば、彼女は自分たちの推奨するやり方に従わない、困った人。

「いや、私はこういうふうにずっとやっているんです。認証を受けられなかったけど、別にそれでいいんです」

じつにアッケラカンとしていて、認証されなくても気落ちしている様子など微塵も感じられません。その表情は、とても幸せそうです。大好きなガーデニングをやりたいように思う存分やって、楽しんでいます。

「孤独だけど幸せ」

テレビを見ていて、私はそんなふうに思いました。彼女は、自分の中にある幸せに気づいているように見えました。

自分のやりたいことをトコトンやっているだけで、誰かに負担をかけているわけでもありません。協会は認めてくれないのですが、それでも幸せです。

彼女は、**「自分の内にあるもの」に従っています**。協会の推奨するやり方という「自分の外にあるもの」には見向きもしません。

どの世界でも言えることですが、ある権威が主張するやり方やルールがその世界の人たちにとっては絶対で、必ず守らなければならないものであるかのように見なされがちです。推奨するやり方に従わなければ認証してもらえなくなりますから、「こっちのほうがいいのに」と内心では思っていても、渋々ながら従うガーデニングマニアもきっといることでしょう。

それで認証をもらえれば、周囲からの評価は高まるのかもしれません。しかしそれは、「自分の内にあるもの」をおろそかにして、「自分の外にあるもの」を優先してしまう行為です。協会の認証を受けることで箔《はく》はついても、それは彼女が長年追い求めてきた結果とは、ほど遠いのではないでしょうか。

目先にちょっとしたごほうびがちらつくと、それについ目がくらんで、自分の中の優先順位がブレてしまい、**自分が本当に何を求めていたのか**を見失うことがあります。しかし、自分の中にある幸せに気づいている人は、ブレることがありません。そんな**ささいなごほうびなどかすむくらい幸せ**なのですから。

協会の推奨するやり方に従わなかったこの女性は、孤独かもしれません。けれども幸せです。それは、「自分の内にあるもの」に従っているから。なおかつ、その幸せに気づいているから。

孤独な人は、自分の中の幸せに気づいているから、目先の評価に惑わされずに、自分の望む結果を追い求めていくことができます。

Point
他人に認められることと自分の満足とは別

To Do
自己流を貫こう

孤独な人はこだわりを持つ

「匠」と呼ばれる日本の職人には、腕がいいこと、長く修業を続けていることなど、いくつかの共通点があります。その中でも私が注目したいのが、こだわりです。

こだわりを持たない職人などいません。「職人＝こだわり」と言ってもいいくらいです。

職人のこだわりとして真っ先に思い浮かぶのは、クオリティです。自分が手がけた商品・サービスのクオリティに納得できなければ何度でもやり直します。納得しないかぎり、締め切りが過ぎても納品しないことさえあります。

たとえば、自分が納得できるスープができなければ、絶対に店を開けないというこだわりのラーメン店主がいます。1日や2日ではなく、1週間、2週間も店を開けないこともザラです。

「たかがラーメンなのに、なぜそこまでやるのか？」

世の中のほとんどの人は、そう感じるのではないでしょうか。

店を開けないかぎり、お客さんも来なければ売り上げも立ちません。納得できるスープが完成するまでの間は、売り上げはゼロ。コストだけはかさみますから、完全に赤字です。

自分のクビを締めるようなことになっても、妥協しないのは、こだわりがあるから。逆に言えば、そのこだわりがなくなれば、その人はラーメン店をやめてしまうでしょう。

この**こだわりとは、「自分の内にあるもの」をトコトン追求すること**にほかなりません。

職人には「これだけは絶対に譲れない！」という理想があり、それにかぎりなく近づけるように、日々、取り組むのです。

こだわりを持つと、どうしても孤独にならざるをえません。とくにつくるものが先鋭的だったり前衛的だったりする場合、一部のマニアに熱狂的に支持されても、万人受けはしにくい傾向にあります。それでも今はインターネットでいくらでも情報を拡散できるので、世界中からマニアが押し寄せる可能性もあり、意外に活路は開けるものです。

また、一般受けするものを狙っていたとしても、自分の理想を満たすものをつくり上げ、さらにそれを売り出して人に評価してもらえるようになるまでには、黙々と作業するしかないため、孤独な日々が続きます。

こだわりゆえに孤独になりがちなわけですが、同時に、**孤独だからこそ強いこだわりを必要としている**と言うこともできます。

それは、脳科学的に見れば、**こだわりとは「安全基地」を強化する最強アイテム**だからです。強い安全基地があれば、どんなに世間からの評価が厳しかったり、お客さんが来店せず売り上げが立たなかったりしても、心折れずに作業に向かうことができます。

安全基地とは、イギリスの心理学者であるジョン・ボウルビィが提唱した「人間の愛着行動」についての概念です。わかりやすく言えば、子どもにとっての母親に見守られているという安心感。

これがあれば、子どもは外の世界に足を踏み出せます。母親が待ってくれていることがわかっているから、安心して自由に飛び出していけるのです。子どもは安全基地があるからこそ冒険でき、失敗してもそれを乗り越えて世界を広げていくことができます。

安全基地が必要なのは、子どもだけではありません。大人も同じ。社会の荒波を乗り越えなければならない大人も、必要としています。

しかし、いつまでも母親だけが安全基地の役割を果たすわけではありません。大人にとっては、それまでに**培ってきた知識やスキルが最大の安全基地**になります。

安全基地の強度は、その知識やスキルがどれだけ自分のものになっているかによって、左右されます。もし自分の頭で考えることなく、人の言葉を鵜呑みにして従ってきたとしたら、そこで身についた知識やスキルはつけ焼刃でしかありません。その点、こだわり抜いた人の知識やスキルは、それまで七転八倒してきた分、その人の血肉となっています。それは、幼児が母親に抱くのと同じくらいの深い安心感を与えてくれる、強固な安全基地になることでしょう。

揺るぎない安全基地があると、いろいろな試行錯誤ができます。壁にぶつかっても、創意工夫して乗り越えようとすることが可能になります。失敗しても落ち込んだり、簡単に投げ出したりしなくなります。

ラーメン店主が店を閉めてまでスープづくりに打ち込めるのは、**こだわりに裏打ちされ**

た強い安全基地があるから。それゆえに売り上げが立たなくても、赤字になっても、何日もかけてスープづくりを続けることができます。「納得できるスープができたら、お客さんを満足させられるに違いない」という自信の源泉はそこにあります。

こだわりを持つと、苦しいときにも自信を持って、求める結果に向かって歩みを進めていくことができます。

Point
こだわり抜いた経験は強い安全基地になる

≫

To Do
安易に妥協しない

≫ 孤独な人は自己肯定感を持つ

「ダメなところもあるけど何とかなる」

「何があっても大丈夫」……

否定的な側面も含めて**ありのままの自分を認め、自分は信頼できる存在だと感じること**

が「自己肯定感」です。孤独を選んで結果を出していくためには、この自己肯定感が欠かせません。

20世紀最大の哲学者であるヴィトゲンシュタインには、こんなエピソードがあります。じつは、ヴィトゲンシュタインは航空工学に興味を持っていて、プロペラの設計をしていました。同時に哲学にも興味を持っていましたが、こちらのほうは専門教育を受けていませんでした。

哲学を本格的に研究したくなったヴィトゲンシュタインは、自分が書いた論文を持って、哲学者でもあり数学者でもあるケンブリッジ大学教授のバートランド・ラッセルに会いに行きます。ラッセルに自分の適性を判断してもらおうとしたのです。後日、ヴィトゲンシュタインはラッセルに再会し、こう尋ねます。

「私に哲学の才能はあるのでしょうか?」

そう問われたラッセルの答えは、「キミ、プロペラの研究をやめたまえ」でした。ヴィトゲンシュタインの哲学者としての人生は、この瞬間から始まります。ラッセルは彼の才能を見抜き、彼の活動の後押しをするようになりました。

後に20世紀最大の哲学者となるヴィトゲンシュタインにしても、当時はまだ何の実績も挙げていなかったわけです。一方のラッセルは、すでに確固たる地位を築いていました。そんな人に自分に哲学の才能があるかどうかを尋ねるのは、かなり勇気が必要なことのように思えます。ここでヴィトゲンシュタインがそれをできたのは、彼に自己肯定感があったからに違いありません。

おそらくヴィトゲンシュタインの心の中では、「評価されるだろう」という自分に対する期待と、「もし評価されなくても大丈夫」という自分に対する信頼が入り交っていたのではないでしょうか。

自分に対する期待と信頼……。この両者がバランスよくミックスされているのが、自己肯定感です。

誤解されやすいのですが、自己肯定感は**「自分は今のままでいいんだ」という単純な現状肯定ではありません**。それでは、自己満足。

本当に自己肯定感のある人は、いいところも悪いところもひっくるめて今の自分をまず受け入れたうえで、「では、未来のためにどう変わろうか」と考えます。今の自分ではなく、**未来の自分に目を向け、変わっていくことを決して恐れません**。

困難な状況に遭遇しても、「大丈夫。できる」と、逃げ出さずに乗り越えようとします。

それは、自分自身に対する期待があるから。もし結果としてうまくいかなくても、「大丈夫。やり直せばいい」と、落ち込むことなくリベンジを試みることができます。なぜなら自分自身に対する信頼があるから。

一方、自己満足に終わる人は、「自分はこれでいいんだ」と現状にしがみつき、自分を決して変えようとしません。それは、変わっていく自信がないから。「自分が最高！」「欠点なんか何一つない」という現状賛美は、むしろ自信のなさの裏返しです。

そして困難な状況に遭遇すると、「ムリだ」「頑張らなくてもいい」と、逃げ出してしまいます。自分自身に対する期待も信頼もありませんから、困難に立ち向かうことができないのです。

この**自己肯定感を高めるには、自分と向き合うことが大切**です。自分のいい面も悪い面も受け止めるには、まず自分を知らなければならないからです。欠点から目をそらしていては、自己肯定感は得られません。孤独な人はこれまで述べてきたように、いつも自分と向き合っています。

どんなことをするのであれ、結果を出すまでにはいくつもの高い壁にぶつかるものです。わが道を行く人ならなおさらです。孤独な人がそれを乗り越えることができるのは、常に自分と向き合い、自己肯定感を高めているからです。

Point
自分を知れば
チャレンジする自信が持てる

To Do
自分の長所と短所を
書き出してみよう

孤独な人はマインドフルネスでいる

マインドフルネスとは、とらわれをなくして、**「今、ここ」で起こっていることをそのまま受け止める**心理的な態度のことです。この態度が身につくと、「自分の内にあるもの」に敏感に気づくことができるようになります。これは、**自分に対するメタ認知が向上する**ということです。その結果、能力を存分に発揮できるようになり、よい結果を生み出すことにもつながります。

マインドフルネスになるためのポイントは、「いい／悪い」とか「好き／嫌い」「できる／できない」といった判断をしないこと。

もし同調圧力を受けたり、誰かに邪魔されたりしていると、意識がそちらに向いてしまい、「今、ここ」にあることを受け止めることがなかなか困難になります。じつはマインドフルネスの達人レベルになると、そんな外部要因に影響されることは少なくなるのですが、コツが身についていない段階ではつい気が散ってしまいます。

つまり、マインドフルネスになるには、何か／誰かと隔絶された状態のほうが容易なわけです。それはまさに孤独の境地。**マインドフルネスと孤独は、極めて親和性が高い**ものだと言えます。

マインドフルネスとそうでない場合とでは、その心理状態と行動は具体的にどのように異なるのでしょうか。

たとえば、マインドフルネスであれば、仕事をしていて疲れを感じたとき、「私は今、疲れているんだな」と、そのまま受け止めます。

マインドフルネスでない人はここで、「まだ仕事がたくさんあるからこの程度で疲れていたら、どうしようもない」と、自分の体力がなくなっていることを頭ごなしに否定して、そのまま続けがちです。それは、自分の状態を直視せずに「疲れていても仕事が残っているうちに休むのはよくない」という判断を下しているということ。勝手に「休んじゃダメだ」と決めつけて、「今、ここ」で起こっていることから目をそらしてしまっています。
しかし、それでは生産性が落ちるだけ。疲れていて頭が回らないのに終電まで残業した挙句、半分しか仕上げられず、しかも翌日は睡眠不足でフラフラ……。このような経験があなたにもあるのではないでしょうか。

疲れたのなら、するべきなのは休むこと。休めば体の疲れがとれるし、後述する「脳のとらわれ」もなくなるので、生産性は間違いなくアップします。

近年、マインドフルネスが脚光を浴びていますが、それには理由があります。人間の脳は今、何かが起こっていても、それに集中することは少なく、**ほかのことにとらわれやすい**ということがわかってきたからです。

疲れているのに休憩もしないで仕事を続けるときには、「やらなければならないことがまだまだある」「ノルマをこなさなければならない」といったことにとらわれています。

残業の例以外で言えば、過去に対して「こうすればよかった」「もっと頑張れたのに」といつまでもクヨクヨしてしまうことも、よくあることでしょう。あるいは、未来のことを思い浮かべて「晩ごはんは何にしようか」「午後から打ち合わせだ」と、まだ起こってもいないことをあれこれ考えたりすることもあるでしょう。

これらのいずれにしても、「今、ここ」で起こっていることをそのまま受け止めてはいない状態です。うわの空のような状態で「今」を過ごしていると、「自分の内にあるもの」に気づくことはできません。

マインドフルネスとは、別の言い方をすると、**心が整理整頓された状態**です。「自分の内にあるもの」に気づき、しかもそれを「こんな自分じゃダメだ」などと頭から否定することなく、まっすぐに受け止めていると、心の中の淀みがなくなるからです。

どうすればマインドフルネスの状態になれるのかと言うと、人それぞれです。マインドフルネスは、もともとは仏教の瞑想をベースとした心理療法ですから、瞑想するといいと言われますが、向き不向きや好き嫌いがありますから、自分に合った方法を見つけるのが望ましいでしょう。

瞑想以外には、**深呼吸や散歩、ヨガや座禅、音楽鑑賞**などもあります。私が好きなやり方は、**入浴しながらの読書。**

風呂場の横に本を何冊も積んでおいて、その中からその日の気分にあったものを1冊取り出して湯船に浸かりながら15分とか20分読むようにしています。こうしたマインドフルネスの練習を毎日していると、いつでも「今、ここ」で起こっていることに目を向けられるようになります。

孤独な人の場合、日々孤独な時間を確保し、自分と向き合っているので、知らず知らずのうちにこの訓練をしていると言えるでしょう。

マインドフルネスの状態になると、心が整理整頓されてスッキリします。すると、自分のやりたいことにトコトン集中できるようになり、結果を出すことに向かって着実に歩みを進めていくことができるのです。

Point
「今、ここ」を受け止めると心が整理整頓される

To Do
「今、ここ」を受け止める自分なりの方法を見つけよう

孤独な人は人にやさしい

私はダライ・ラマ14世に何度かお目にかかったことがあります。「魂の修行をした人は、人と交わるときにどうなるのか？」ということに興味を持っていたのですが、いつお会い

しても気さくに接してくださり、その人柄にはとても感銘を受けました。

ダライ・ラマ法王にお目にかかると、不思議と温かい気持ちになります。それほど親しいわけでもないのに、会いにきたすべての人を穏やかに受け入れてくださるので、初対面であっても一気にファンになってしまいます。やはり魂の修行をした人は、「次元が違う」と実感したものです。

これは私の推測に過ぎませんが、**ダライ・ラマ法王ほど孤独を感じたことのある人はそういない**のではないでしょうか。もちろん、おつきの人もいらっしゃいますし、世界中に信奉者がいますから、〝物理的〟にはそうは見えないのですが、ご自身の心の中には孤独を抱えていらっしゃるように感じます。

私がそう感じたのは、お会いした印象はもちろんのこと、「この方と**同じ人は世界中に誰一人としていないのだ**」という当たり前の事実に、あるときふと気づいたからでもあります。ダライ・ラマ法王のような数奇な運命を持って生まれてきた人はほかにはいません。

ダライ・ラマ13世の生まれ変わりという宿命を持ったことも、国を追われて亡命するという波乱万丈な人生を送ってきたのも、世界でただ一人。世界に自分と同じ境遇の人が誰もいないとわかったとき、深い孤独を感じたのではないでしょうか。ダライ・ラマ法王は、究極の孤独を知っている方と言えます。

なぜ指導者として生きなければならないのか。なぜこういう人生を歩まなければならないのか。そういう精神的葛藤もあったかもしれません。それでも自身の過酷な宿命や境遇を受け入れたことで、**「自分の人生を生きるしかない」という覚悟**をどこかでされたのでしょう。

厳しい状況を変えていく第一歩として、自分のことを支持する人もそうでない人も等しく、すべての人を包み込むようにやさしく接するようになっていった……。これは、うがった見方でしょうか。

改めて考えてみれば、「世界中に誰一人として同じ人がいない」というのは、万人共通です。『世界に一つだけの花』という歌がありましたが、ダライ・ラマ法王のような特異な境遇ではないとしても、あなたの人生は世界中でたった一人、あなただけのものです。**「自分の人生を生きるしかない」のは誰しも同じ**なのです。孤独な人はそれを知っています。

さらに、孤独な人ばかりではなく反対する相手も、その人なりの道を行くしかないのだということが孤独な人にはわかります。反対する相手が、「人間は孤独な存在」という自覚を持っているか、自分の人生を受け入れる覚悟があるかは、関係ありません。自覚があろうとなかろうと、覚悟があろうとなかろうと、その人の人生がその人だけのものであることに変わりはないのですから。

反対する相手だってその人なりの道を行くしかないのだと気づくと、孤独な人の心には**孤独に歩む者同士というシンパシー**が生まれます。そして、自分が自分の内にあるものを譲れないのと同様に、相手もその内にあるものを譲れないのだろうと、相手を許す気持ちになれるのです。

このように「この道を行くしかない」と覚悟したほうが、反対する人をも許せるやさしさを持つことができます。ダライ・ラマ法王のようなすべての人を受け入れる境地にははるかに及ばないとしても、懐の深い人間になれます。

このやさしさと結果を出すこととは、どのように結びつくのでしょうか。なかには、逆に相手にやさしくなどしていては「舐められるのではないか」と考える人もいるかもしれません。

何かことを成そうとすれば、人とのかかわりが避けられないのは、孤独な人も同じです。誰かの協力が必要なこともあれば、誰かから傾聴するに値する提案がもたらされることもあるでしょう。**やさしさのにじみ出る人のほうが、協力も提案も得やすい**ものです。

しかも事態は、常に一定ではありません。周りの状況が変わることもあれば、相手や場合によっては自分の意見が変わることも十分ありえます。仮に、かつては何らかのことで対立した相手であっても、事態が変わればタッグを組むのにぴったりの相手になる可能性もあるわけです。

その際に、反対した相手を**全面否定した過去があると、お互いに歩み寄ることができません**。相手にもプライドがありますし、自分自身も「あんな奴と組むなんて」と気持ちの切り替えがつきにくいでしょう。

しかし、意見の対立は対立として、人間として相手を認めていれば、おのずと相手にもそれは伝わるはずです。それは、状況が変わったとき、歩み寄るうえでのハードルを下げてくれます。もしかしたら意見が鋭くぶつかった相手でも、「意見は違うが話は通じる」という認識がお互いにあれば、いつか最強のパートナーになれるかもしれません。

やさしさは、結果を出すうえで欠かせない**協力者を、あなたに引き寄せてくれる**のです。

Point
「自分の人生を生きるしかない」のは万人共通

To Do
ほかの人の孤独に思いを馳せてみる

第5章

孤独を楽しめない人は伸びない

孤独を楽しめないのは人生の損失

これまで孤独についていろいろな角度から考察してきました。多くの人が気づいていないだけで、孤独には魅力的な側面が数多くあることを、おわかりいただけたのではないかと思います。

孤独の魅力を知れば、孤独を選ぶことを恐れなくなります。「孤独になっても大丈夫だ」と思えるようになります。

孤独を「さびしい」「つらい」と決めつけてしまうのは、**心のどこかでそれを恐れているから**です。「さびしい」「つらい」と思っているから、孤独を避けようとして、付和雷同したり「寄らば大樹」にしがみついたりしてしまいます。それは、「自分の外にあるもの」に寄りかかることであり、「自分の内にあるもの」を否定したり粗末にしたりすることにつながります。

「自分の内にあるもの」より「自分の外にあるもの」を優先すると、短期的にはラクです。

組織の中でうまく立ち回れるうえ、いいポジションを得られる可能性も上がりそうに思えます。

何一つ困ることはないように見えますが、そんなことはありません。「自分の内にあるもの」を大切にしていないのですから、当面にいいとしても、**真の成長ができない**からです。

真の成長とは、自分の足で立ち、自分の頭で考えて、自分の人生を自分で切りひらく力を身につけていくということです。その**成長を支えるのは、「自分の内にあるもの」から発した経験**の積み重ねのみ。「自分の外にあるもの」に寄りかかっていては、経験が自分の血肉になりません。

「自分の外にあるもの」に頼っていても、ずっと変わらずそれに頼り続けられる環境にあるなら、困ることはないかもしれません。しかし、時代のスピードが加速している昨今、**環境がずっと変わらないということはまずありえない**でしょう。真の成長ができないと、環境が変わったとき、まったく応用がききません。するとやがて、伸び悩みに自分自身でも気づき、苦しむことになります。

「こんなはずではなかった」

「私がやってきたことには何の意味があるのか」
「もっと別の人生があったのではないか」……

自分の生き方に疑問を感じて、悩み苦しむことになりかねません。「自分の内にあるもの」を大切にしてこなかったのですから、それも当然です。

孤独になることは、自分自身を知ること。

自分自身を知ることを避け続けた人は、孤独にもなれないし幸せにもなれません。小手先でちょっとした成功を得ることはあるかもしれませんが、大きな結果を手にすることなど、望むべくもありません。孤独を避けるのは、人生の大いなる損失です。

もっとも、孤独な人に比べると、それを選んでいない人はあまり自覚症状がないようにも見受けられます。自覚症状がない人は、じつは「孤独を避けている人」であり、「孤独を楽しめない人」です。

そんな自覚症状がない人のために、チェックリスト的なものを用意しました。これらに当てはまる人は、孤独を楽しめない人。

全部で6タイプあります。それらを一つひとつ説明していきましょう。

Point

孤独を避けている人には
自覚症状がない

To Do

本章のチェックリストと
自分を照らし合わせてみよう

孤独を楽しめない人①「らしさ」にこだわる

オスカー・ワイルドの『獄中記』には、次のような一節があります。

「銀行員」になるのが目的の人は、銀行に入ったらそこで止まる。「法律家」になるのが目的の人は、法律家になったらそこで止まる。しかし、「自分」になるのが目的の人は、どこにいくかわからない。

オスカー・ワイルドは、この文章で「らしさ」について言及しています。銀行員になろうとする人は、「あるべき銀行員像」というものに染まろうとします。法律家についても同様です。

人はなりたい職業があると、その普遍的な姿になろうとします。また、少なくともこれまでの日本では、そうなることが奨励される傾向が強くありました。

これは、**金太郎飴になろうとすること**です。銀行に就職すれば、「銀行員らしくしなさい」と言われて、それ以外のあり方はすべて否定されてしまいがちです。それが銀行員になることだとされてきましたが、本当でしょうか。

銀行員になったとしても、それに染まらない型破りの人がいてもいいはずです。全員が同じである必要はなく、独自性を持った人たちがたくさん集まった組織のほうが強いに決まっています。そういう組織のほうが多様性があるので、変化に対応でき、生き残れる可能性も高くなります。すべての人をむりやりに型にはめる必要はないのです。

そもそも**「らしさ」とは、勝手につくり上げられた虚像**です。確たる「銀行員らしさ」や「法律家らしさ」など、どこにも存在しません。いつの間にか「銀行員はこうあるべき」「法律家はこうあるべき」という虚像がつくられて、一人歩きしてしまっているだけです。

そんな虚像に何の疑問も批判もなく従って、染まってしまった人が何と多いことでしょうか。

らしくない銀行員がいても、らしくない法律家がいても、なんらかまわないはずです。

あなたが理想とする銀行員像というものがあるとするなら、それをトコトン追求していけばいいだけです。あなたが理想とする法律家像というものがあるなら、それをトコトン目指すべきです。

孤独な人は、**自分らしさを大切にしているから、あるべき理想像を追求**します。

それで困ることなどあるでしょうか。むしろ、実際にはさまざまな顧客がいるのですから、金太郎飴のような「らしい銀行員」「らしい法律家」しかいなかったら、適切な対応ができなくなります。それは、顧客にとっても組織にとってもマイナスであるはずです。

私の友人である堀江貴文さんは、**「普通であることはリスク」**と言っています。何が「普通」なのかはよく議論しなければならないことですが、彼が言わんとしているのは、「らしさ」にこだわって金太郎飴でいるような人間ほど、想定外の事態に対応する柔軟性がなく、リスクが高いということでしょう。

また、「らしさ」にこだわるとは、「自分の外にあるもの」を優先していることでもあります。それは、自分らしさを否定することにほかならず、脳に多大なストレスを与えます。脳にストレスがある状態では、あなたの実力を存分に発揮し、望ましい結果を出すことはできません。

銀行員らしくふるまう。法律家らしく行動する。

そういう人は、自ら進んで金太郎飴になることで、本人が気づかないうちに自分の伸びしろを狭めてしまっているのです。

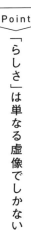

Point

「らしさ」は単なる虚像でしかない

To Do

「○○らしく」ふるまうのをやめよう

孤独を楽しめない人② 丸投げする

私が敬愛する椎名誠さんの自伝的小説『新橋烏森口青春篇』には、「派閥天丼」のエピソードが登場します。ここでは、新橋にある業界新聞に勤める主人公が、職場の人たちとランチに行ったときに、その中の一番エライ人が「天丼」を注文したところ、そこにいた全員が同じものを頼んだことが、皮肉って描写されています。

混雑するランチタイムに5、6人でお店に入店したとき、同じものを注文することはしばしばあるのではないでしょうか。そのほうが出てくるのが早いので、早く食べられます。

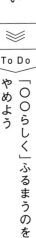

お店にしても一人ずつ異なる料理をつくるより、同じものをまとめてつくったほうがラクかもしれません。そんなことから大勢で行ったときは「同じものを頼む」ということが、不文律のようになっている会社もあるようです。

それは、**同調圧力の最たるもの**です。自分が食べたいものを我慢してエライ人に合わせるのは、忖度以外の何ものでもありません。

上司が天丼を食べるのは、自由。同じく部下も天丼を食べたいなら注文をすればいいだけです。本当はかつ丼を食べたいのに、「ほかの人も食べるから」と天丼にしたとしたら、付和雷同そのものです。ちなみに、『新橋烏森口青春篇』の主人公は、「天丼を頼みなさい」という同調圧力が嫌で、一人だけ何も食べずに店を出ていってしまいます。

今どきまさか、「私が天丼を頼んだのに、かつ丼を食べようとするなんてけしからん」とはっきり口に出して怒る上司はいないでしょうが、逆らえない空気がかなり強いとしたら、多様性を認めないということですから、そんな組織は終わったも同然です。

本当は「こうしたい」という別な気持ちがあるのに、上司やほかの人が言っていることに**ついつい合わせてしまうのは、自分の選択を他人に丸投げすること**です。

「たかがランチのメニューで大げさな……」

そう思う人もいるかもしれませんが、決して極端なことを言っているわけではありません。一事が万事です。ランチタイムに自分の食べたいものではなく誰かが頼んだものに合わせてしまうようでは、**ほかのことでも同様の行動をする**ようになります。

仕事でも「こうしたい」のに、上司が言っているとおりにした。あるいは人に言われたことだけをするようになる……。そういう安易な方向に流されやすくなります。

丸投げするのは、**自分に対する責任放棄**。そんな態度でいては、成長などできるはずもありません。

Point
ささいな忖度に慣れると妥協グセがつく

To Do
ほかの人に決断を委ねない

孤独を楽しめない人③正解を教えてもらいたがる

私がかつて東大法学部の学生だったころ、ビックリしたことがあります。ほかの学生の多くが授業中に先生の話を一字一句聞き洩らすまいと、ノートにせっせと書き記していたからです。それを目にしたときに「彼らは何をやっているのだろう。これにどんな意味があるのだろう?」と、あ然としました。

後で事情を聞いたところ、司法試験の問題がその先生の講義内容から出ることが多いらしく、試験対策として必死にノートをとっていたようです。なかには「漢字で書くと時間がかかる」と言って、ひらがなで書いている学生もいました。彼らにとっては合理的な判断なのでしょうが、そこまでする必然性が私にはさっぱり理解できませんでした。

こうした学生にありがちな傾向は、正解というものはすでに世界のどこかに用意されていて、**先生やどこかの権威が知っていると思い込んでいる**ということ。その正解を先生に教えてもらうかどこかの資料などから見つけ出して、誰よりも早く答えられるのが「デキる人」だという価値観です。

東大法学部のようなところには、そういう価値観を持つ人がたくさんいます。これが日本の教育の現状であり、限界です。

こういうタイプの人が、ハーバードのロースクールに行くと、混乱して頭を抱えてしまうことでしょう。ハーバードにかぎらず、アメリカの大学では教授がいろいろな事例を挙げながらも、「これについてこういう考え方がある」「こちらにはこういう考え方がある」と説明するだけで正解を言いません。正解を学生自ら考えさせようとします。

ＮＨＫでも放送された『ハーバード白熱教室』でのマイケル・サンデル教授の講義を覚えている方もいらっしゃることでしょう。そこでは、サンデル教授が「キミはどう思う？」と学生に対して突然に質問を投げかけるシーンがしばしばあり、このスタイルに驚いた視聴者が少なくなかったようでした。しかし、アメリカでこれは日常茶飯事です。さらにこのとき、一人の学生がある意見を述べたら、次には別の意見を持つ人はいないか問いかけられます。

学生がひととおり発言した後、サンデル教授は正解を告げるわけでもなく、「じゃあ、きょうはこれで終わり」と言って、教室を出ていってしまいます。**講義の目的は、正解を教えることではない**のです。

日本では、先生が「キミはどう思う？」と学生に問いかけても、まず一人が「私はこう思います」と答えると、その後も「私も同じ意見です」と続きがちです。あるいは「わかりません」と、自分の考えをハッキリ表明しない学生もけっこういます。

日米では、教育のあり方も学生の意識も、明らかに違います。別に何にでも「アメリカのほうが上で、日本が下だ」などと言うつもりはありませんが、この違いが「正解」への向き合い方に大きく影響しているのはたしかです。

誰かに正解を教えてもらい、ひたすらそれに従っていくのは、いわば**他人の正解をコピペしているだけ**のようなもの。それでは、問題解決能力は磨かれません。なかなか正解が出せなくても、はたまた探し当てたと思った答えが間違っていて失敗しても、自ら答えを探そうという**チャレンジこそが、成長の礎**となります。

また、「正解は教えられるもの」だと思っている人は、常に先生や見識の高い人、専門家といったその道のプロを必要とします。その人の教えを忠実に学び、自分の中に取り入れようとします。**自分で何が正解かを考えるトレーニングをしていない**ので、正解を教えてくれる誰かがいなくなればやっていけなくなります。

そのため、正解を教えてくれそうな人にすり寄っていきます。知識や知恵の豊かな人とつき合うこと自体はよいことなのですが、相手に頼り切ってしまうと、もし**相手からパワハラを振るわれても我慢**せざるをえなくなります。自分の頭で考える習慣がついている孤独な人なら、正解も自力で求めるので、そうした不本意な人間関係に縛られることはありません。

Point

正解とは、決まったものではなく自分で探すもの

To Do

人と異なる意見・考えを口にしてみよう

孤独を楽しめない人④いつも多数派につく

今さら言うまでもないことですが、民主主義は多数決の原理で成り立っています。メリット・デメリットや将来に与える影響などを徹底的に議論していき、議論が尽くされたところで最後は採決に委ねて、多数になったほうを採用します。

全体主義と比べてスピードは劣りますが、議論を尽くすからこそ、その過程でさまざまな課題があぶり出され、よりよい決定が導かれます。また決まった後はノーサイドになって、賛成・反対どちらであっても、決定を遵守するのが原則です。現実的にはなかなかそううまくいっていることばかりではありませんが、それでも民主主義はよくできた制度だと私は思います。実際に、今日世界の多くの国で採用されているのも、その証左でしょう。

しかし日本の場合、**本質的な議論が尽くされているのか**という点に、私はいつも疑問を感じます。沖縄米軍基地移転や憲法改変の問題でも、中身はほったらかしで、政治的な駆け引きの材料にされている感が否めません。そんな状況では、単に声が大きかったりズルい策略に長けていたりする側がいつの間にか多数派となり、異なる意見をかき消してしまいがちです。

国政のような大きな問題ではなく、たとえば職場の派閥争いやＰＴＡの役割分担など、ごく卑近な例でも同じような傾向があるのではないでしょうか。

それは、日本で多数決の結果を左右しているのが、残念ながら**本質的な議論ではなく、「空気」**だからです。

声の大きさや策略によって最初にある空気がつくられると、その問題についてよく考えていない人はそれに簡単に呑みこまれてしまい、多数派が形成されます。さらに、形勢にいったんある程度の差がつくと、多数派に対して反論しづらい空気が生まれ、本当は別の意見を持つ人もなかなか口を開かなくなってしまいます。そうして多数派がますます勢力を伸ばしていくのです。

もしきちんと議論され、論点が明らかになれば形勢逆転がありうる問題でも、こうしてポイントがあやふやなまま、**多数派の空気に何となく押し切られてしまう**ことが少なくありません。

しかも、「勝てば官軍、負ければ賊軍」の風潮も根強くあります。結論が出たら本来、ノーサイドでなければならないはずですが、現実には多数派についていたほうが優遇され、**少数派は冷や飯を食う**ことも少なくありません。

多数派についていたほうが決定後有利で、検討中にも形勢が入れ替わる可能性があまりないとすれば、最初から多数派についておこうというのは、功利的には理にかなった行動です。このため、**意見の妥当性よりも多数派であるか否か**で、どちらにつくかを決める人が後を絶たないわけです。

それは、孤独な人とは真逆の態度です。ある意見に賛成あるいは反対する気持ちは「自分の内にあるもの」、その意見が多数派か否かは「自分の外にあるもの」だからです。意見の内容を無視して、多数派につくのは、「自分の内にあるもの」よりも「自分の外にあるもの」を優先していることにほかなりません。

もちろん孤独な人であっても、いつも必ず意見への是非だけで態度を決めるとはかぎりません。「どちらかといえばやや反対だけど、あえてここで頑張るほどの内容じゃないな」

「自分としてはどちらでもいいから、今回は賛成派について貸しをつくっておくか」など、内容の重要度や周りの状況などを複合的に判断するはずです。でも、もし自分が重要だと考える問題で賛成あるいは反対がはっきりしている場合は、それが少数派であっても臆することなく意見を貫きます。いずれの場合も肝心なのは、**その判断に自分が納得しているかどうか**、ということ。

あなたが自分の気持ちを裏切ってまで、あるいは初めからそれを探ってみることもせずに、ただ最初から人数が多い側についているとしたら、単に流されているだけ。自分のことを自分で決める主体的な判断なくして、成長は望めません。

Point
多数派の意見がいつも妥当だとはかぎらない

≫

To Do
少数派意見に賛同するなら反論してみよう

孤独を楽しめない人⑤過去の自慢をする

「本社では部長でした」
「○○商事に勤めていました」
「△△大学出身です」……

このように過去の自分をアピールしたがる人がいます。過去の実績は事実でしょうし、あえて隠すこともありませんが、聞かれてもいないのに昔のことを得意げに延々と語る様子には、つい痛々しさを感じてしまいます。

それは、**過去の栄光にすがっている痛々しさ**です。定年退職した人たちの中に少なからずいますが、仕事で評価されずくすぶっている若い人にもちらほら見受けられます。

いくら本人にとっては輝かしい足跡であっても、しょせんは過去のこと。他人からすれば、目の前にいるのはただの冴えない人です。

自慢話も初回なら耳を傾けてくれるかもしれませんが、何度も繰り返すと相手にうんざりされてしまいます。ましてや、昔の肩書きを笠に着て上から目線で話したりされては、こんな厄介な人はいません。しかも、こうしたタイプは困ったことに、相手が話を嫌がっていることにもなかなか気づきません。

過去の自慢話をしたがる人は、**メタ認知が機能していません。**まず、自分がもはや○○商事の人間ではないのに、頭の中の自己イメージが当時のままで、今の自分の姿が見えていないのです。さらに、状況を客観的に見ることができないので、自慢話の相手がうんざりしていることも、察知できません。

メタ認知に長けた孤独な人なら、相手の反応にすぐ気づいて話題を変えますし、そもそもそんな自慢話はしないでしょう。

そして、こうした残念な人たちが過去を自慢したがる最大の理由は、**今が充実していないから。**

たとえば、定年退職後も過去の肩書きをひけらかす人であれば、老後の人生プランが何もなく、いたずらにヒマを持てあましてしまい、自分自身が満たされていないのでしょう。今の人生が充実していないから、過去にしがみついてしまうのです。

かといって、定年を迎えて戸惑いを覚えた人がみな、過去にしがみつくわけではありません。違いは、**意識を「今、ここ」に向けているか**否か。

定年退職後、退屈で仕方なくても、新しい趣味を見つけ、それに打ち込むことはできるはずです。何といっても、時間はたっぷりあるのですから。第3章でご紹介した若宮正子さんのように、定年退職後にプログラマーとして活躍している人もいらっしゃいますので、何かを始めるのに遅すぎるということはありません。

過去は変えることができません。また過去を変える必要もありません。今から変えていけばいいのです。それを避けては成長できないというのは、指摘するまでもないことです。

ところが、このタイプの人は**変化を恐れています**。

今に適応するには、自分が変わらなければなりません。自分を変えるというのは、ある種のチャレンジです。そして、第4章でもご説明したように、チャレンジを支えるには、安全基地が必要です。

変化を恐れる人はその安全基地が脆弱《ぜいじゃく》なのです。

それは、このタイプの人たちが、**肩書きや勤務先、学歴といったスペックに頼りすぎているから**です。それらは「自分の外にあるもの」であり、新しい世界に飛び込むときには何の役にも立ちません。もし、誇りとする過去の栄光が、信念を持って取り組んだ仕事の業績など、「自分の内にあるもの」から発していれば、それが安全基地になって、「今、ここ」の自分を充実させようと行動できるはずです。しかし、きっとこのタイプの人は、これまでも「自分の内にあるもの」を見つめようとせず、肩書きなどの「自分の外にあるもの」をずっとレーゾンデートル（存在価値）としてきたのでしょう。

ちなみに結果を出している孤独な人は、**どんなに実績を挙げていても「今、ここ」に注力して行動**しているから、過去にしがみつく必要がありません。

結局のところ、今が充実すれば、過去にしがみつく必要はなくなります。過去にしがみついていると、「今、ここ」の自分が行動することを邪魔することになります。「今、ここ」にいる自分だけが、結果を出すための行動ができます。そして、その行動の積み重ねこそが、その人の成長を支えるのです。

Point

過去にしがみつくのは今が充実していないため

To Do

今の自分に誇れるものを一つ見つけよう

≫ 孤独を楽しめない人⑥責任を回避する

「御社の責任ですよね？」

「この責任はキミにあるな」……

面と向かってこんなふうに言われたら、たじろいでしまう人が多いのではないでしょうか。そしてつい、こんなふうに責任逃れの言葉を吐いてしまうかもしれません。

「この部分は管轄外ですので」

「私はマニュアルに従っただけです」……

ときには、「この責任は○○さんにあります」と、誰かに押しつける人もいます。保身のためについそうしてしまうのでしょうが、見苦しいことこのうえありません。

孤独を楽しめない人は、このように責任をとることを恐れがちです。

しかし、それは考えてみれば、仕方のないことかもしれません。そもそも自分の考えに沿って行動しているわけではなく、**決められたルールやエライ人の顔色に合わせているだ**

けですから、「自分が決めたわけじゃないのに」というのがきっと偽らざる本心でしょう。
責任逃れをしてしまうこと自体が問題というよりも、それは日ごろから判断を人任せにしていることの単なる結果と言えます。

孤独な人なら、いつも自分の頭で考えて行動しているので、その責任は自分で引き受けざるをえません。そして、もし問題があるならそれを認めたうえで、善後策をきちんととることによって、さらに前進していくのです。もし、自分で選んだことの責任からも逃げているようでは、人から嫌われて孤立してしまい、本人の成長もストップしてしまいます。

もちろん場合によっては、減俸・降格などの処分を受けたり、仕事を打ち切られたりすることもあるでしょう。それは耐えるしかありません。

でも、**成功している人ほど、一度はそういう臥《が》薪嘗胆《しんしょうたん》の時代を経てきている**ものです。苦しい時期はひと回り大きくなるための試練と受け止め、腐らずにリベンジ策を練るしかないのです。また、一度もトラブルに直面した経験がない人より、土壇場で責任逃れしなかった人のほうが、いざというとき信頼に足る人材だと評価されます。

孤独な人は、責任を負わざるをえない事態に直面しても、それを成長の糧にしていきます。

もっとも孤独な人であっても、必ずしもその場の全責任を負える立場にあるとはかぎりません。一サラリーマンにはごく一部の権限しか与えられないのが普通ですし、フリーランスの場合でも複数の人間がプロジェクトにかかわっていれば同様です。そんなときは、どう対処するのでしょうか。

実際に自分には権限がなかったのに、「悪いのは全部、私です」と謝るのはおかしな話です。でも、意外とそういう人も少なくありません。相手の怒りを収めるため、初動としてまず謝るのには一理あるのですが、いつまでも単に「すみませんでした」を繰り返しているだけでは、事態は何も解決しません。

これは一見、最初にふれた責任逃れをする人と対極に見えますが、トラブルを本気で解決しようとせず、**口先で切り抜けようとしている点では、同じ穴のムジナ**です。

孤独な人なら、領域を切り分けて対処します。「この部分は私がいたりませんでした。申し訳ございません」「ただ、ここから先は私には権限がないので、担当者に確認してご返事します」というふうに。

これはたいへん胆力のいる面倒な仕事です。相手は怒っているわけですし、話をつながれた担当者も厄介なことを持ち込まれたとイヤな顔をするでしょう。

しかし、その過程では詳細に全体の状況を見る必要がありますから、問題となっているシステムやサービスなどの思わぬ欠陥に気づき、解決策を提案できるかもしれませんし、新しい企画の糸口を見つけられるかもしれません。また、相手や関係者と気の張るきめ細かいやりとりを重ねることは、確実にコミュニケーションスキルをアップさせます。

責任逃れをすることは、**自分を成長させるチャンスをみすみす逃してしまうこと**です。

Point

自分で判断していないことは責任がとれない

To Do

自分が責任を持てる範囲を意識する

第6章

孤独を楽しむ5つのレッスン

孤独を楽しむのに勇気はいらない

日が暮れてきて街灯が点り始めるまでの、うっすらと暗い街並みを歩く数分間。道行く人とすれ違っても、暗闇のカーテンで遮断されたかのように、誰も私のことに気づかず、私も周りにいるのがどんな人なのかもわからない……。そんな夕暮れどきが、あわただしい一日の中で唯一と言ってもいいほど、孤独になれます。積極的に孤独に浸れる、そんな時間が私は好きでたまりません。

仕事柄、私は毎日たくさんの人にお会いし、日本中を飛び回り、ときには海外に出かけることもありますが、基本的にどんな仕事も楽しんでいるので、つらいとか苦痛だと感じることはありません。よく「大変ですね」と言われますが、もともとそういう意識が私には欠けているのでしょう。

私が一カ所にとどまらずこういう動き回る生活をしているのは、性格によるところもありますが、孤独を楽しむことができるからでもあります。先ほど言った「孤独の時間」があるからこそ、たくさんの人とかかわって忙しくても、それを苦にせずにいられるのかもしれません。もし、私が孤独を楽しむことができなかったとすると、今とはまったく異なる人生を歩んでいるような気がします。

孤独とは、一つの生き方。それを選ぶことは誰にでもできることです。

孤独といっても世捨て人になるわけではありません。社会とつながりながら、**自分だけの時間／空間をしっかりと確保**していくだけのこと。

今は社会的な自分。今はやりたいことをトコトン追求している個人的な自分。そんなふうに一日の中でモードを何度も切り替えればよいだけのことです。

誰だって、社会的な部分と個人的な部分の両方を持ち合わせています。ところが、今の日本では、**自分自身の固有な部分はないがしろにされがち**です。

幸せな孤独とは、社会的な部分をしっかりと保ちながらも、個人的な部分を大切にすること。「自分の外にあるもの」に目配りしながらも、「自分の内にあるもの」をおろそかにしないことです。

私は孤独を追求してきて、不都合なことは何もありません。あたかも電気のスイッチをつけたり切ったりするように、孤独のスイッチを自由自在にオン／オフにできるようになると、生きるのがラクになります。すると、持てる能力を存分に発揮でき、結果を出すことが容易になるのです。

どうしたらムリなく孤独を実践できるのか。そして、そうしながら結果を出していけるのか。この章ではその5つのコツを一つずつ説明していきます。

また、孤独な人は、社会において特有の役割を担っています。その果たすべき役割についても、お伝えします。

Point
人には、社会的な自分と個人的な自分の両面がある

≫

To Do
モードの切り替えを意識しよう

≫ 孤独を楽しむレッスン①自然に還る

ロバート・レッドフォード主演の映画『ロング・トレイル！』は、ビル・ブライソンによる紀行本"A Walk in the Woods：Rediscovering America on the Appalachian Trail"が原作です。この本は、数カ月かけてアメリカの森の中を全長３３８０キロも歩く「アパラチアントレール」をテーマにしています。欧米では、リタイアした中高年を中心に、こういうロング・トレイルに人気があるようです。

私も１週間かけてカナダの湖をカヌーで回った経験があります。今思えば、それは極上の孤独な時間でした。**自分自身が自然と一体化したような気分**に浸ったのです。まさに「自然に還る」体験でした。

自然の中を一人で歩くのは、孤独を楽しむ素晴らしいエクササイズです。何人かで行ったとしても、歩いている間はそれほど密度の濃いおしゃべりをするわけでもありませんし、疲れてきたら会話する気力もなくなりますから、否応なしに一人の世界に入れます。中高年の間で登山がブームになっているのにも、そういう理由があるのかもしれません。

森の中を歩き回ったり山に登ったりせずに、ただ**雄大な自然をボーッと眺める**だけでもいいでしょう。マイナスイオンを浴びながら、ふと自分自身を見つめるのは、孤独との素敵な向き合い方です。

美しい自然は、見ていて飽きることがありません。それをただただ眺めているのは、とてもぜいたくな時間の過ごし方です。

どこかへ遠出する時間がなければ、**近所にある緑豊かな公園に行く**のでもいいでしょう。ベンチにでも座って、まるで自分自身がその自然の一部であるかのように溶け込んでボーッとしてみましょう。

5分でも10分でもいいからボーッとしていると、脳内でディフォルト・モード・ネットワーク（DMN）が稼働します。すると、これまであまり使っていなかった回路が結びついて、停滞していた企画や行き詰まっていた問題を解決に導くひらめきが生まれることもあります。

ボーッとするのは、ヒマな人がやること……。それは、大いなる誤解です。むしろ**発想や行動のヒントを得て結果を出したいと思ったら、ボーッとする時間が必要**と言えます。

そのボーッとする環境にふさわしいのが、自然の中。自然に還るのは、脳にとってこれ以上ないご馳走です。

Point
自然の中では
ムリなく自分と向き合える

To Do
最低1週間に一度は
自然とふれあおう

孤独を楽しむレッスン②即断即決する

「今、何をしたいのか」
「これからどんなことをしていったらいいのか」
「これができないとしたら、代わりに何をしたほうがいいのか」……

人生はいつでも選択の連続です。人は一日のうちに何回も選択を重ねています。トータルすると、一生を通じて、何十万回、何百万回という選択をすることになるはずです。

そのすべてがうまくいくということは絶対にありません。選択の失敗は、日常茶飯事。とは言え、失敗するのは悪いことではありません。その経験をもとに、よりよい選択ができるようにしていけばいいだけのことです。

私自身は、どんなことをするのでも、また何を選ぶにあたっても、即断即決するようにしています。そのすべてがうまくいくわけではありませんが、失敗があったとしてもそれを楽しむように努めています。

「即断即決する」と心に決めると、迷わなくなります。決断の前に「Aのほうがいいか、それともBのほうがいいか」と検討しようとすると、それだけ時間がかかります。たいていのことは、自分にとってAがいいのか、あるいはBがいいのか、**過去の経験から来る直感で判断**できるのではないでしょうか。直感に基づけば、「よし、Aだ！」とすぐに結論が出せるものです。

即断即決が身につくと、悩まなくなります。悩んでしまうのは、うまくいくかどうかわからないという不安があるからですが、どんなことをするのにも100％うまくいく保証などありません。

単純に言えば、スタート地点では**うまくいく確率もうまくいかない確率も50％**ずつ。それならば、**まずやってみて、少しずつ改善**していって、その確率を上げていったほうが、最終的に成功するものです。少なくとも悩んでいる間は、物事は何も進展しません。即断即決してまずはやってみるほうが、成功に近づけます。

また、即断即決が習慣化すると、ぐずぐずといつまでも後悔するようなこともなくなります。

失敗して「しくじったな」と思っても、すぐに次のアクションを即断即決できるからです。その時点で「やり直せばいい」と**気持ちをすぐに切り替えられる**うえ、実際に善後策を即断即決すれば、**ぐずぐずしているよりもはるかにうまくリカバリーできる**ものです。

このように瞬時に物事を決めるクセをつけておくと、行動に踏み出しやすくなります。

もともと脳は２秒程度の時間で意思決定できます。それが、いわゆる直感です。

この直感の精度は、生物として合理的なほどには高いのですから、即断即決しない理由はありません。

もし即断即決せずに、迷ったり悩んだり後悔したりしていると、そのスキに「こうするべきだ」「こっちにすべきだった」と**同調圧力をかけてくる人も増えます。**

前章で「派閥天丼」の話をしました。エライ人とランチを同席したときに、「私はかつ丼にします」と即断即決すれば、エライ人が「天丼」を頼んだとしても、同調圧力を受けにくくなります。周りの人も「彼／彼女はそういう人間だ」と見なしてくれるので、一種の治外法権。一人だけかつ丼を食べたぐらいでさびしい思いをするわけはありませんし、食べたいものを食べられて満足できます。

即断即決すると、**迷いも悩みも後悔もスパッと断ち切る**ことができます。そうすると、私の経験上、案外結果が出せることが多いものです。

Point
迷っていると
同調圧力をかけられやすい

To Do
物事を直感で決めてみよう

孤独を楽しむレッスン③行動を報酬にする

自分のやりたいことに打ち込むことができたとしても、すぐに求めるような結果が出るわけではありません。期待する結果が出るのは、かなり後のこと。これは、どんなことにも共通して言えます。

結果は、偶有性《ぐうゆうせい》に満ちています。「これだけやったのだから、絶対に成功する」という確信があった場合でさえ、**100%うまくいくという保証はありません。**

何か一つの歯車が狂っただけで、うまくいかなくなることも、よくあることです。あるいは想定外のハプニングが起こって、計画していたことがすべて台なしでグダグダになってしまうこともありえます。

そうかと思えば、あまり準備する時間もないままに本番に臨んでみたら、あれよあれよという間にすべてがうまく運んで、大成功を収めることもあります。こういうときは肩に力が入っていない分、緊張することもないので、それが功を奏するという面もあるのかもしれません。

事前に自分が「これだけやる」と決めたことをそのとおりに実行することはできますが、その結果が自分の思うようなものになるかどうかは、また別の話です。

行動は自分自身のことなので、逐一コントロールできます。ところが、結果には自分以外の相手や環境が介在するので、もはや自分自身のコントロールが及ぶところではありません。

自分の外にあるものを思いどおりにしようとするのは無謀です。その無謀なことをしたがる人がけっこう多いのですが、仮に思いどおりになったとしても、たまたま巡り合わせがよかっただけのこと。あるいは別のところに多大なしわ寄せが出て、総合的に見るとあまり好ましくない状況を招きかねません。

一人の人間ができることは、**「人事を尽くして天命を待つ」**ことだけ。それ以上を求めるのはエゴというものです。また、それ以上を求めようとするとストレスも溜まります。

多くの人がカン違いしていますが、結果を出すことそれ自体が楽しいのではありません。結果が出れば、それまでの努力が報われたという意味で、うれしいに決まっていますが、そこに楽しさの本質があるのかというと、ちょっと疑問を感じます。

結果を出すことを楽しいと感じる人も、たしかにいるでしょう。たとえば、「結果至上主義」の人。こういう人は結果を出すことが目的化しているので、うまくいっているうちはいいのですが、ひとたび不調になると、とても苦しみます。いくら人がうらやむようなを結果を一時的に出したとしても、目的を果たせなくなると、自分自身のレーゾンデートルを見失い、つらい人生を送ることになりかねません。結果以外の何ものにも価値を認めていないのであれば、うまくいかなくなったとたんに心が簡単に折れてしまっても不思議はありません。

結果を離れて、自分の内にあるものをトコトン追求すればよいのです。自分の外にあるものが自分のコントロールの範囲外だということを十分に認識し、**結果にはとらわれないことが大切**です。

だからといって、「結果を出さなくていい」というわけではありません。最終的な結果ばかりに意識を向けすぎないようにし、**行動の一つひとつにきちんと目を向ける**のです。

結果が得られるのは、「これをやりたい」「こんなふうにやってみたい」という自分の内にあるものをトコトン追求した末に、それが実現したときです。その実現には、無数の行動が不可欠。無数の行動をしなければならないから、時間もかかります。しかもその一つひとつの行動は、極めて地味なものです。

この地味で単調な一つひとつの行動、それ自体を「報酬」にできると、先の見えない長い道のりも落ち着いた気持ちで歩むことができます。**行動すること自体が楽しくなり、極端に言うと、結果などおまけのように思えてくる**のです。

筋トレを例にして説明しましょう。

筋肉をつけるためには、腕立て伏せやトレーニングマシンを使った運動などを続ける必要があります。その一つひとつは、地味で単調なものです。しかも筋肉がつくまでに時間がかかるため、途中でやめてしまう人が少なくありません。

この地味で単調な運動、それ自体を報酬にできるのが、筋トレに成功する人です。腕立て伏せやトレーニングマシンを使った運動そのものを楽しむのです。

こうした人は、単調な運動の中にも、「左右の腕の角度をそろえてみよう」「1分間の回数を増やしてみよう」などといった小さな目標を見つけて、工夫を重ねます。すると、うまくいったときにドーパミンという脳内物質が放出されます。「やる気スイッチ」とも言われるドーパミンが放出されると、「もっともっと」と脳は指令を出します。こうして地味で単調な腕立て伏せやトレーニングマシンを使った運動さえも、思わず積極的に取り組んでしまうサイクルが生まれます。

この仕組みが、行動を報酬にすることです。行動を報酬にしていると、**地味で単調なことも続けられる**うえ、やる気を削《そ》がれることもありません。その積み重ねによって、「これをやりたい」「こんなふうにやってみたい」という自分の内にあるものの実現に少しずつ近づくことができます。もし達成が難しい目標であっても、途中で腐らずに一歩ずつ歩みを進めることができるのです。

行動それ自体が報酬になっても、結果は結果として無視できませんが、それを焦って追い求めることはなくなります。結果は予期せぬごほうび。行動することですでに楽しさというごほうびを手にしていると、おまけのように感じられるかもしれません。

Point

結果にこだわりすぎると挫折しやすい

To Do

小さな目標を見つけ工夫をしてみよう

孤独を楽しむレッスン④アウェーに飛び込む

私は東大理学部を卒業後、法学部に学士入学しましたが、このとき同じ大学なのにあまりにも学生の志向が違うので、一種のカルチャーショックを受けました。教授の話を一字一句ノートに書き写す学生たちを見て、**「ここは私のいる場所ではない」と瞬時に悟ったもの**です。

もともと東大法学部は法曹界や国家公務員を目指す人たちが行くところなのですから、理学部とはタイプの異なる学生ばかりなのは、ある意味で当然です。私がその世界に合わなかっただけのことです。

法学部を卒業するまでの間、「ここは私のいる場所ではない」とずっと感じていたものの、入ったからにはフェードアウトするのではなく、「卒業しよう」と心に決めて、法律の勉強をしました。その2年間は、私にとってずっとアウェーでした。

とは言え、その2年間がまったく意味がなかったのかというと、それはまったく違います。脳科学者としての活動に直接的に役立っていることは少ないかもしれませんが、法律を学んだことで世の中の仕組みとかマネジメントについての理解が深まり、講演や執筆をするにあたってとても役立っています。

世の中には、ムダは何一つありません。それに取り組んでいるときは「こんなことをやるのは意味がない」と思ったとしても、知らないうちにそれは自分の中で確実に血肉化されていきます。

何年か経って、まったく関係ないことをしたときに、そのムダと思われることとの記憶の回路がつながって、「これだ！」という新しいアイデアを生むこともあります。

私の場合、法学部というアウェーに飛び込んだことで、「やっぱり科学が好きなんだ」「アインシュタインのような科学者になりたい」という、自分にとってずっと当たり前だったことに改めて気づきました。法学部に入ろうと決心したときに、「科学の世界で生きていくのがベストな選択ではないかもしれない」という懸念や疑問があったのは事実です。そのため「堅実な世界で生きていくのもいいかな」と、本来の自分なら絶対にしないはずの選択をしてしまいました。そういう自分らしくない選択をするのは決まって、心が弱ったり折れかけたりしているときです。こういうことは、誰にでも起こりうることです。

就活中の学生が本来志望する職種では採用されず、異なる職種で採用されそうなとき、「就職できるだけでいいかな」とヘンな妥協をしてしまうこともあるでしょう。そういう妥協のすべてを否定するつもりはありません。生きていくためには、そういう割り切りが必要なときもあります。

おそらく志望とは異なる職種に就いたとき、その人はアウェーに飛び込んでしまったと実感することでしょう。このとき辞めるのも、反対にアウェーに居続けるのも、自由。それは、自分で決めることです。

先ほども述べたように、どんなこともムダにはなりません。アウェーに居続けても、「いつかは自分の志望する職種に移動するぞ！」と思い直せば、**目標を叶えるためにアウェーでできること**が見えてきます。努力の結果、何らかの手ごたえを得られれば、居心地がよくなかった環境さえも徐々に楽しめるようになります。この経験はその人を大きく成長させ、どこに行っても結果を出せる人材に変えるはずです。

「アウェー＝自分にとってマイナスの環境」ではありません。飛び込んだときは不安でも、そこで自分なりの課題を見つけ、クリアできれば、**自分自身を成長させる足掛かり**になります。それは、自分の望む結果にあなたを一歩近づけるはずです。

Point

どんな経験も、ムダにはならない

ToDo

苦手なことにあえてチャレンジしてみよう

孤独を楽しむレッスン⑤あの人と自分を置き換えてみる

「あの人と自分を置き換えてみる」は、孤独の中でも達人コースです。これができるようになると、孤立を恐れることもなく、孤独を思う存分楽しめるようになります。

たとえば、会社で新規事業を提案しても、「前例がない」「うちがやる必要はないだろう」「そんなものは失敗する」と、部長から猛反対され、同僚たちからも否定的な意見しか出なかったとき。

ここで「部長は何もわかっていない」「あの人たちは時代遅れだ」などと、相手のことを決めつけても、何の解決にもなりません。そう思っていると、自分自身の職場でのモチベーションも落ちますし、たとえあなたが非難を口に出さないとしても言動の端々に出れば、部内の雰囲気はギクシャクします。

つい自分の価値を理解してくれる新天地を求めたくなるかもしれませんが、その前にやるべきこともあります。それが、「あの人と自分を置き換えてみる」こと。

「自分が相手の立場だったとしたら、この新規事業はどのように見えるのだろうか」と考えてみることは、意味のあることです。それは**他人の視点で状況を客観的に見る**ことですから、一種のメタ認知です。

部長は、新規事業のアイデアそのものは評価したものの、先日の部長会で決まった方針からはかけ離れているため、上層部の検討を仰ぐのは時間のムダと判断したのかもしれません。

同僚のAさんは、あなたの提案が実現すればそちらに人手が必要になり、彼が3年越しでやっと実現にこぎつけたプロジェクトからスタッフが奪われるのではないかと心配したのかもしれません。

もう一人の同僚Bさんは、先月倒れた父親の介護が今たいへんで、新しい仕事を増やされるのは困ると考えたのかもしれません。

自分と反対の意見を持ったり違う行動をしたりする人がいると、「何もわかっていない」

「頭が固すぎる」と相手をつい非難しがちですが、それではお互いに歩み寄ることはできません。相手と決定的な対立を生んでしまって、もはやどうにも引き返せなくなってしまいます。そして、自分自身を孤立に追い込む一方です。

最初は反対されたことがただ腹立たしいだけでも、「あの人と自分を置き換えてみる」と、**相手の事情が見えてくる**ことがあります。「立場上、仕方なくやっているんだな」と同情することもあるかもしれません。

相手のことを少しでも理解しようと努めると、相手との決定的な対立を避けることができます。全面対決を賢く避けつつ、「自分の内にあるもの」を大切にして、「部長が上の会議で説明しやすいよう、別のコンセプトを加えてみよう」「Aさんのプロジェクトが一段落する半年先まで待ってみよう」などと、再チャレンジの策を練ればよいのです。

あの人と自分を置き換えてみることは、もともと**メタ認知に長けている孤独な人なら得意**なはずです。このワザがあれば、自分のやりたいことが反対されたときにも、気持ちに余裕を持って対処できます。

そして、その「大人」な態度が、**あなたに対する周囲の評価を高める**ことでしょう。周りから一目置かれる存在になると、格段に思うように動けるようになり、結果が出しやすくなるものです。

Point
どんな人にも
その人なりの言い分がある

To Do
自分が相手の立場だったらと
考えてみる

孤独な人が社会を変える

孤独な人には、果たすべき役割があります。

それは、社会を変えていくこと。

いつの時代でも、孤独な人だけが社会をいい方向に変えてきました。面従腹背の人は、社会を統治することはできても、変えることまではできません。そもそも正解のないことはやりませんし、リスクのあることを嫌います。前例踏襲や現状維持に腐心しているので、社会に大きなうねりをもたらすことはできません。

孤独になれない人は、多数派につくことばかりを考えているので、大それたことには手を出しません。孤立する人は、「社会を変えたい」という思いを胸に秘めてはいても、ほかの人と協力してことを進める現実的な行動力が不足しています。

そのため、**社会を大きく変えていけるのは、孤独な人だけ**です。

社会を大きく変える……、これ以上にスケールの大きな結果の出し方はありません。それを成し遂げた孤独な人の代表的人物を挙げるとすると、何といってもスティーブ・ジョブズです。

21世紀において、ジョブズほど社会を大きく変えた人はいないと言っても、過言ではありません。iPhone誕生後、地球上の人々のライフスタイルはスピードとクオリティの両面においてガラリと変わりました。

いまやスマホが1台あれば、ありとあらゆることができてしまいます。誰もがスマホなしでは仕事も生活もできないほどの必需品になっていますが、その流れを起こしたのがジョブズです。「たられば」になってしまいますが、ジョブズがiPhoneをつくらなかったら、もし別の誰かがスマホを開発したとしても、そのあり方も、またわれわれのライフスタイルも、きっと今とは違ったものになっていたことでしょう。

その**ジョブズは、孤独を選ぶ生き方をしていた人**です。世の中の大勢がどうであろうとまったく気にせずに、常に自分の美意識や思想に基づいて、つくりたいものをつくり続けてきました。その人生は、まさに波乱万丈。

Appleを創業し、ＩＢＭ全盛時代にマッキントッシュというデザインに優れ、かつ使い勝手のいいコンピュータを誕生させ、一躍、時代の寵児となりましたが、独善的なマネジメントが反発を受け、自らがつくった会社を一度は追放されてしまいます。このときのジョブズは孤独ではなく、孤立していました。

その失意の日々を乗り越え、アニメ制作会社「ピクサー」を創業し成功を収めた後、ジョブズがいなくなってから凋落したAppleに請われて復帰します。ジョブズ復帰後のAppleは、iPodをはじめとするヒット商品を連発し、iPhone後の一時期は株式時価総額世界一になりました。

追放されたから、ジョブズが孤独になったのではありません。もともと彼は孤独な人でした。

群れることを嫌い、また世の中の常識や固定観念に疑問を持ち、ときに周りと衝突しながらも自分の内にあるものをトコトン追求し、つくりたいものを世の中に送り出してきました。その筋の通った生き方は、孤独を選んだ人のまさに典型です。

自分の頭で考える。オンリーワン。イノベーション。フロー。教養。本当の仲間を持つ。これら孤独の人が持つ特性をすべて兼ね備えていたのが、ジョブズです。さらに、彼には**「もっと社会をよくしたい」**という思いも感じられます。

自分の内にあるものをトコトン追求し、そのテーマを核に知識も経験も積み重ねていくうちに、視野が大きく広がったのでしょう。そして、「こうすれば社会がよくなるはずだ」という**壮大なビジョンが見えてしまった**のでしょう。自分の内から発したビジョンであるだけに、ジョブズはそれを無視することなどできず、実現に駆り立てられたのではないでしょうか。

デザイン性に優れて、かつ使い勝手のいい商品をつくれば、ユーザの生活はもっと快適になる。そういう人が増えれば、社会はよくなっていく。

そういうジョブズの思いが、iPhoneをはじめとする商品には詰まっています。だからこそ世界中の人がAppleの商品を愛用しているのだと思います。

第1章で「結果」を縦軸、「同調圧力」を横軸にしたマトリクスをお見せしました。縦軸はそのままにして、横軸を「変革」に変えてみます。横軸の右を「社会を変えようとする」に、左を「社会を変えようとしない」にすると、4つのマスはそっくりそのまま当て

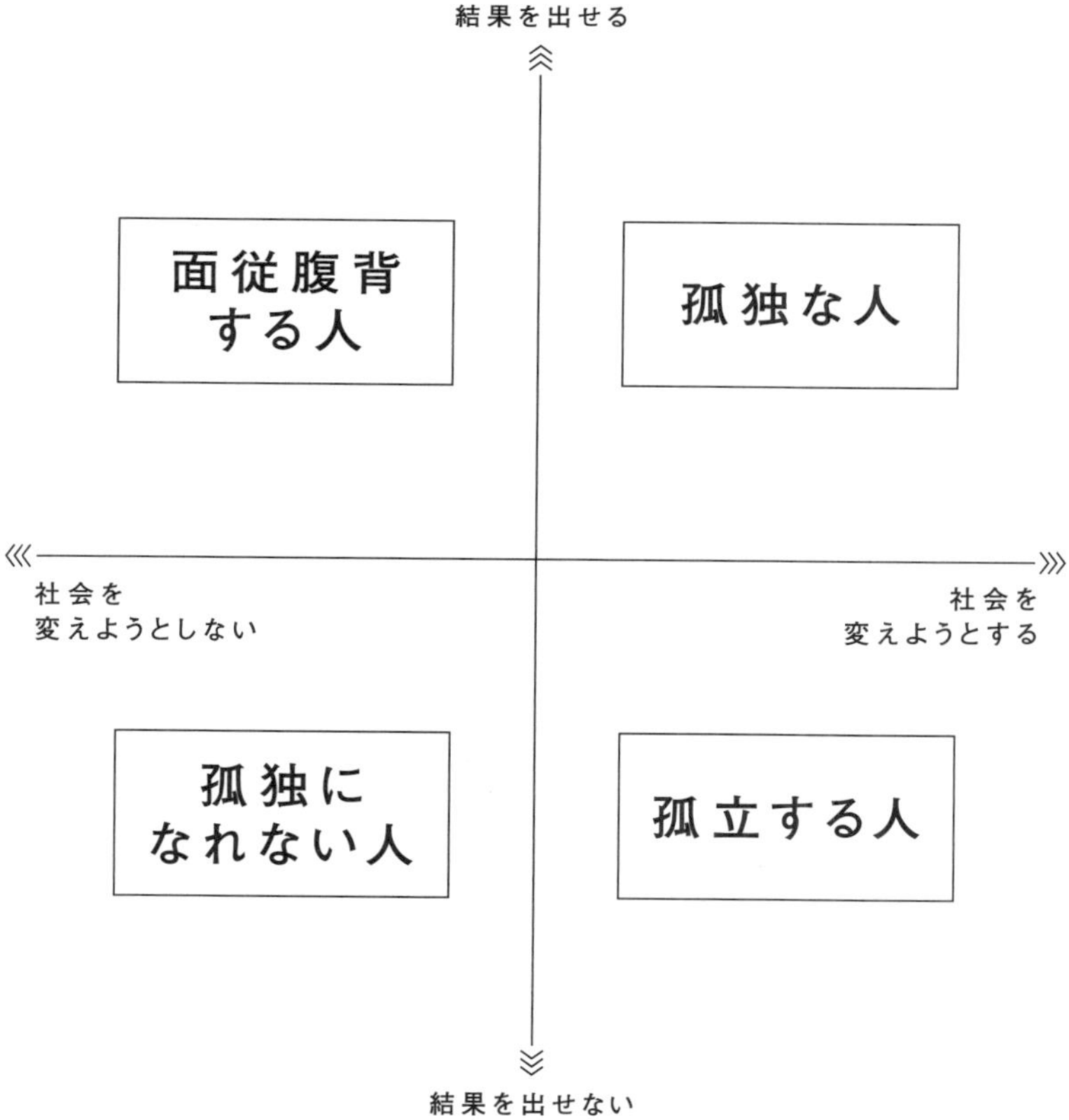
結果を出せる
面従腹背
する人
孤独な人
社会を
変えようとしない
社会を
変えようとする
孤独に
なれない人
孤立する人
結果を出せない

はまります。

「結果を出せる／社会を変えようとする」＝孤独な人
「結果を出せる／社会を変えようとしない」＝面従腹背する人
「結果を出せない／社会を変えようとしない」＝孤独になれない人
「結果を出せない／社会を変えようとする」＝孤立する人

結果を出しながら、社会を変えていくのは、ジョブズのように孤独な人だけです。

孤独になれば、必ず社会を変えられるというものでもありません。社会を変えたくない人のほうがほとんどですから、何か変化を起こそうとすると、同調圧力がかかります。その逆風をうまくかわしながら、リスクを取って行動し、社会を変えていくことができるのが、孤独な人なのです。

孤独な人だけが持つ役割を全うするには、困難が伴います。その役割を誰もが担えるわけではないでしょう。しかし、いつの時代も孤独な人が**社会を変える中心的な役割を担ってきた**と、私は見ています。

「社会を変えるなんていう大それたことはできない」

もしかしたら、そんなふうにたじろぐ人もいるかもしれません。しかし、何も「社会を変えてやるぞ」と意気込む必要はありません。自分の内にあるものを追求していけば、いつしか自分の視野も行動の影響も広がり、社会を変えることになるかもしれない、というだけのこと。そのステージに達するためには、**常に視点を高く保ち、社会を意識**しておくことが大切です。

Point

自分の内にあるものの追求が社会を変える

To Do

視点を高く保ち、社会を意識する

孤独な人が自分自身を最大限に活かす道

孤独な人が自分の内にあるものを追求し、結果を出そうとすると、同調圧力がかかったり露骨に邪魔されたりすることがしばしばです。それでも、そんなことであきらめてしまうのは、もったいないことです。

最後に、孤独な人がさまざまな妨害を乗り越えて、うまく結果を出す方法をお伝えします。それは、**あえて「火中《かちゅう》の栗を拾う」**こと。幸か不幸か、これは孤独な人にしかできないことです。

どんな環境でも、問題というものは常に起こります。その原因が誰または何にあるかは別として、多くの人はその解決に積極的に乗り出そうとはしません。「矢面《やおもて》に立ちたくない」あるいは「とばっちりを受けたくない」といった気持ちで、問題解決を自分以外の誰かにやらせようとします。

こういうとき上の立場にある人は、下の立場にある人に何もかも押しつけようとしがちです。面従腹背する人なら、自分だけは絶対安全地帯にいて、うまく解決すれば、手柄を横取りしようとさえするかもしれません。

孤独になれない人は、上から命じられたら断れないので、押しつけられがちですが、人の顔色をうかがうばかりで問題に対して大蛇《おおなた》が振るえません。孤立する人は、本人がやる気になっても周囲の協力を得られないでしょう。

孤独な人も、解決するアイデアが浮かぶまでは、どんなに命じられても動くことができません。これは孤独な人ならではの不器用な側面です。「自分の内にあるもの」から発したものでなければ、動けないのですから。

ところが、ひとたび「こうすればいい」という道筋が見えたら、誰かに命令されるまでもなく、自ら手を挙げ、問題解決に乗り出します。そして、孤独な人の中でも、常に視点を高く保ち、社会とのつながりを意識している人は、**解決策を見つけることも巧み**なはずです。

貧乏くじと言われれば、そのとおり。それでもそんなことは気にしません。プレッシャーはかかるうえ、うまくいって当たり前。うまくいかなかったら責任を取らされるので、あるのはリスクだけ。成功しても手柄は横取りされるかもしれない。それでも、自分の頭に「こうすればいい」という**アイデアが浮かんだら、動かずにはいられない**のです。

行動そのものが報酬なので、ゲームのステージをクリアしていくがごとく、問題解決のプロセスそのものを楽しんでしまうことでしょう。孤独な人にとっては、問題解決も自分の内にあるものの実現の一つであり、しかもそれをいつもは冷ややかな周囲からも期待されるわけですから、こんなにワクワクすることはないわけです。

こうした事態は、本人が意識しているとはかぎりませんが、**孤独な人にとって大きなチャンス**です。なぜなら、問題解決することで自分自身の実力をアピールできるから。また誰にも口出しされない環境を手に入れられるから。

孤独な人が自分の内にあるものを追求し、やりたいことをやろうとすれば、〝出る杭は打たれ〟ます。同調圧力を受けるし、イヤな思いもします。

その**状況を変えられるのが、じつは問題が起きたとき**です。誰もやろうとしないことに取り組み、きちんと処理できれば、株が上がります。手柄を横取りされたとしても、実力を広く知らしめたことで、一目置かれます。それを続け、〝出すぎた杭〟になると、もはや誰も叩く気にもなりません。

同調圧力とも無縁、誰からも妨害されない状態を手にすることができます。孤独な人がのどから手が出るほど求めていた自由を獲得できることでしょう。

それでもまだ妨害を受けるとすれば、そのときは環境を変えてもいいでしょう。実力があるだけに、引く手あまたになっているはずです。孤独を貫けば、環境を選べるようにもなります。

問題が起きたときこそ、積極的に火中の栗を拾う。というよりも、思わず拾ってしまうのが孤独な人ですが、それは貧乏くじを引くことでもとばっちりを受けることでもありません。

あえて言えば、**自由への入り口**。ピンチをチャンスに変える力があるのですから、ためらわずに一歩踏み出しましょう。

その一歩は、あなたの人生のステージを確実にランクアップさせ、**より大きな結果を出せる環境へと導いてくれる**はずです。

Point
難題発生は、自由を得るチャンス

To Do
火中の栗を一つ拾ってみよう

人生は「今、ここ」から始まる

孤独を楽しめるようになると、人生は確実に変わります。

「自分の内にあるもの」を大切にして、それをトコトン追求していこうとすると、**やりたくてたまらないことがたくさん**出てきます。一人でせわしなく動いている様子は、周りには何をやっているのかさっぱりわからず、意味のないことをしているかのように見られることもしばしば。しかし、本人にとってはやらずにはいられないことに駆り立てられているにすぎません。

自分のやりたいことをトコトンやっているので、**充実した日々**を送れます。ベタベタと馴れ合う相手がいなくても、心の底から共感できる仲間と巡り合えるので、**さびしさとは無縁**です。

何より自由。こんな素敵な人生はほかにありません。

孤独を選択したからと言って、人とのつながりが減るわけではありません。むしろ「自分の内にあるもの」を軸に据えるからこそ、他人に過度に寄りかかったり、逆に依存されて揺さぶられたりするようなことなく、**風通しのよい人間関係**を結べます。

しかも、結果がついてきます。

ただし、その結果は今のあなたが抱いている**ちっぽけな望みとは、もしかしたらかけ離れたもの**になるかもしれません。結果はコントロールできないのですから。

歩みを進める過程では、予想外の事態に悩み苦しむこともあるかもしれません。しかし、あなたが「自分の内にあるもの」を手放さないかぎり、大丈夫。その道は、間違いなく正しい方向に向かっています。その先には、今のあなたには**思いもよらぬ素晴らしい景色**が広がっているはずです。それこそが、**人生を賭《と》して手に入れる価値のある「結果」**なのではないでしょうか。

孤独は、あなたの味方です。間違っても敵ではありません。あなたが孤独ともっとよくつき合えるようになると、人生が大きく広がっていきます。本書を読んでいる今、この瞬間に孤独を選べば、「今、ここ」から変わっていきます。

あなたの歩む道がどこにつながっているのか、誰にもわかりませんが、ただ一つ確実に言えることは、孤独は決してあなたを裏切りません。孤独を選び、「自分の内にあるもの」を大切にしていけば、今のあなたの想定をよい意味で裏切るような素晴らしい結果を、いつか必ず手にすることができるでしょう。

Point
孤独は裏切らない

To Do
自分を信じて一歩踏み出そう

おわりに

最後まで本書をお読みくださり、ありがとうございます。

孤独歴50年になる私にとって、本書は書かなければならないテーマでした。書き終えた今、「孤独のポジティブな側面をここまで実践的に語った書物は、これまでなかったのではないか」という軽い自負を抱いています。読者の皆さんに同感していただけたらうれしいのですが、いかがだったでしょうか。

これからは孤独の時代です。孤独が日常茶飯事となっていきますが、上手につき合っていけば、充実した人生を送ることができます。そのための処方箋をいろいろお話ししてきました。

孤独と上手につき合えるようになると、生きるのがラクになります。一人ひとりがそうなれば、社会が活性化して、必ずやいい方向に向かっていきます。

自分自身が内にあるものを大切にするようになれば、やりたいことを他人に寄りかからずにトコトン追求できます。孔子の言う「心の欲する所に従えども、矩《のり》を踰《こ》えず」の境地に達することでしょう。

そういう生き方ができれば楽しく、幸せです。自分自身が満ち足りているから、どんな人にもやさしくすることができ、相手を尊重できます。

孤独を選ぶ人が一人でも多くなれば、社会が変わります。社会に埋没してしまうのではなく、一人ひとりがその人の持ち味を発揮できる社会が実現します。

孤独という生き方を選択すると、誰もがオンリーワンになり、イノベーションを興すことも可能です。ストレスフリーだから簡単にフロー状態になって、結果を最大化できるようになります。そういうイキイキとした人が街にあふれれば、世の中は間違いなく活性化します。

私には、一人ひとりが他人に寄りかからずまた遠慮もせずに、自分のやりたいことをトコトン追求していく、そんな孤独を前提にした社会がバラ色に見えて仕方ありません。もちろん、そうなるまでには同調圧力も続くでしょうが、一人ひとりが孤独を選択することによって、いつかはそんなものとは無縁の社会に変わっていくはずです。

孤独の時代はまだ始まったばかり。バラ色の時代になるかどうかは、一人ひとりが社会を意識しつつも、「自分の内にあるもの」をどれだけ大切にしていけるかにかかっています。

脱抑制して無意識を解放しながら、身につけたものをアウトプットしていけばいいのですから、そんなに難しいことではありません。あなた自身が、一歩踏み出すだけです。

最後になりますが、本書の完成は、編集してくれた廣済堂出版の川﨑優子さん、企画してくれた岩崎英彦さんの努力の賜物です。この二人なくしては、このようなユニークな本は誕生しませんでした。感謝を申し上げます。

本書があなたの人生にいくばくかの貢献ができたとすれば、著者としてこれ以上の喜びはありません。あなたの人生が素晴らしいものになるように願っています。

幸せな孤独を満喫しましょう。

茂木健一郎

孤独になると結果が出せる

2020年3月10日　第1版第1刷

著者　茂木健一郎

発行者　後藤高志
発行所　株式会社廣済堂出版
〒101-0052
東京都千代田区神田小川町2-3-13 M&Cビル7F
TEL　03-6703-0964（編集）
03-6703-0962（販売）
FAX　03-6703-0963（販売）
https://www.kosaido-pub.co.jp
振替　00180-0-164137

印刷・製本　株式会社廣済堂

ブックデザイン　小口翔平＋岩永香穂＋三沢稜（tobufune）
校正　株式会社アンデパンダン
DTP　株式会社三協美術
編集協力　岩崎英彦
編集　川﨑優子

Printed in Japan
ISBN978-4-331-52274-5 C0095